U0278466

如何避免成为病人

[美] 爱德华·T.克里根 Edward T. Creagan　桑德拉·温德尔 Sandra Wendel 著

于娟娟 译

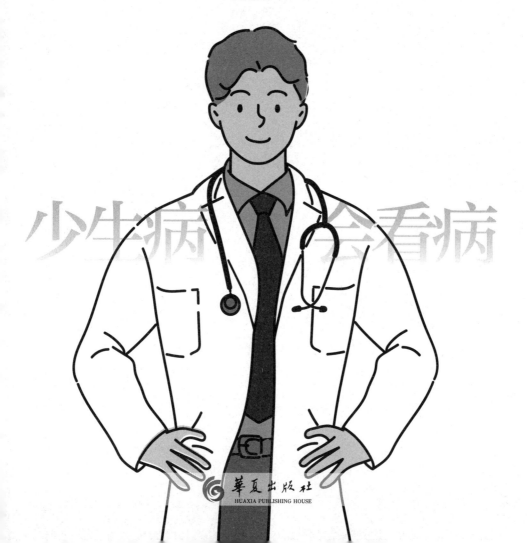

少生病　会看病

华夏出版社
HUAXIA PUBLISHING HOUSE

推荐语

"忘掉那些电视上的医生吧，拜托！爱德华·克里根医生才是有真材实料的优秀医生，他知道怎样帮助人们延年益寿。在这本书中，他慷慨地与我们分享了他的经验和智慧。作为读者中的一员，我要把他的指导牢记在心，我希望能活得比他长！"

——艾拉·拜约克（Ira Byock），医学博士，达特茅斯盖瑟医学院教授，缓和医疗医师，《尽可能优雅离去并得到最佳照料》（*Dying Well and The Best Care Possible*）作者

"我和我的好友爱德华医生并肩作战、分享荣誉。我们两人——一名癌症医生和一名兽医构成了不可思议的双人组——了解动物和人类之间的关联会带来惊人的治愈能力，并在职业生涯中致力于研究这种联系。我很高兴医生们终于认识到我们的动物伴侣的重要性，这是宠物处方的关键部分。爱德华医生解释了其中的联系，并在他这本关于预防和生存的杰出著作中用了将近一整章的篇幅讨论现代医学的实验室结果和'猫'的力量。"

——马蒂·贝克尔（Marty Becker），兽医学博士，前《早安美国》新闻节目住院兽医，《奥兹医生秀》健康节目核心团队创始成员，畅销书作者，宠物治疗能力倡导者

"三十年前，我因为一次危及生命的病情在妙佑国际医院[1]（Mayo Clinic）见到克里根医生。我们一起沟通了我的预后情况并祈祷，然后我努力活了下来。有时，在一大堆医疗措施之外最好的医药就是一位和蔼、亲切、有同情心的医生。克里根医生正是如此。我感谢上帝的帮助，但我也要感谢克里根医生帮助我面对那次可怕的诊断结果并幸存下来。他说我是个奇迹。我确实是。"

——**坎迪·伍德·林德利**（Candy Wood Lindley），《信仰的面孔：发现另一种彻底改变的方式》（*Face of Faith: Discovering a Different Kind of Makeover*）作者

"克里根医生诚恳的建议和支持在'痊愈时间'的发展过程中发挥了重要作用，'痊愈时间'是我们为癌症幸存者提供的整体康复计划。克里根是一位出类拔萃的医生，但更重要的是，他认识到人的问题会影响健康问题。他对人们真心诚意的同情和关怀使他能够解决整个人的问题，而不仅仅是疾病。"

——**斯蒂芬妮·科拉莱斯基**（Stephanie Koraleski）博士，"痊愈时间"（A Time to Heal）创始人

"爱德华·克里根是我在职业生涯中见过的最有天赋的健康导师。爱德华是我非常重要的亲密朋友和同事，我见证了他从治疗数千名癌症患者的丰富经验和真挚经历中提炼出适用于所有人的健康核心准则。我能看到爱德华传递的信息和观点具有惊人的力量，无论他是面对一个人还是一千个人发言。爱德华帮助很多人改变了他们的生活。我敢打赌，他在这本新的著作中讲述的观点和故事也会帮助你改变你的生活。"

——**鲁本·梅萨**（Ruben Mesa），医学博士，美国内科医师学会（FACP）执行理事，得克萨斯大学圣安东尼奥健康科学中心梅斯癌症中心、M.D.安德森癌症中心、梅斯家庭基金会特聘主席，医学教授

---

1 又称梅奥诊所、梅奥医疗集团，是世界著名的私立非营利性医疗机构。

"这本书是每个家庭的必读读物。克里根医生很擅长讲故事。他在这本书中给出了很多我们可以融入日常生活的重要实用方法，让我们更可能快乐、健康、长寿地生活。"

——斯科特·C. 利廷（Scott C. Litin），医学博士，美国内科医师学会成员

"爱德华·克里根医生是一位杰出的癌症学家和临床医生，他在职业生涯中指导并支持数千名病人和他们的亲人与癌症进行斗争。作为一位极具天赋的故事讲述者和沟通者，爱德华医生不仅帮助了无数病人，同样重要的是，他在这本获奖著作的最新版中分享了很多人作为病人的经验，以及相应的知识和建议。"

——约翰·J. 沃格（John J. Woog），医学博士，妙佑国际医院医学院教授

"克里根医生就像医生的医生，他知道每个病人都是一个个体，都有着自己的故事。克里根医生应用多年经验，不仅给出预防保健的基本知识，也针对严重疾病、死亡和痛苦给出指导。如果任何人希望拥有长寿、健康、有意义的生活，本书最新版都是一本必读著作。"

——J. 基思·曼塞尔（J. Keith Mansel），医学博士，缓和医疗和支持疗法服务总监，临终关怀与缓和医疗奖学金项目总监，密西西比大学医学中心医学系教授

"作为一名兽医，我很幸运能看到宠物对于各种不同身体或心理状况的客户的治愈能力。宠物对于这些家庭的重要性是不可估量的。阅读这位备受推崇的妙佑国际医院临床医生的理念，证实了很多治疗师依靠经验取得的观察结果。我期待能有一天，我们可以应用宠物的治愈能力来开处方，副作用会比目前很多处方小得多。宠物强过药片——这是健康护理的下一个时代，真正的'全健康'概念。"

——彼得·韦恩斯坦（Peter Weinstein），兽医学博士，MBA，PAW咨询公司总裁

声　明

　　本书以及书中包含的信息，目的并不在于代替读者的医生给出的建议和 / 或医疗护理，也不是要阻止或反对读者寻求医生的建议。读者应围绕自身健康相关问题定期咨询医生，尤其是涉及可能需要诊断的症状。读者应在医生的直接监督指导下进行任何饮食或生活方式计划。如果读者对于本书中提供的信息或将其应用于自身特定病况存在任何疑问，或者读者特殊的医疗或营养需求或限制可能与本书建议存在冲突，读者应咨询自己的医生。如果读者处于怀孕或哺乳期，应在开始执行任何营养或生活方式计划之前咨询医生。

　　对于读者声称由于应用本书中任何信息或建议而造成的损失或伤害，作者和出版商均不承担任何责任。

　　本书中描述的病例以爱德华·克里根医生在职业生涯中遇到的真实病人和病情为基础综合而成。

　　本书代表爱德华·克里根医生的个人观点和意见，不一定代表妙佑国际医院的观点。

献给我的病人及其家属，

他们如此勇敢地面对这种可怕的疾病——癌症。

目　录

第一部分　医生不曾告诉你的事情

第二部分　良好的健康靠的是选择，而不是运气

第三部分　面对任何诊断结果都能活下来的关键措施

第三次修订版前言

新冠疫情改变了一切

我们都知道，2019 年新冠病毒在全球范围的流行改变了医学界。

这并不是指我们要排队接种两剂疫苗，然后再去打加强针，也许还有更多的加强针（我们很多人都记得小时候排队接种小儿麻痹症疫苗），事实是，我们的行医方式发生了变化——我想大多数情况下是好的变化。我们可以通过远程医疗继续联系病人，这种技术改变了行业格局。我会在本书修订版新增加的一章中讨论这方面的利弊。

我也在研究医生和病人之间不断变化的关系——这是诊室里神圣的纽带，还有为什么现在的病人不仅要比以往任何时候都对自己更加负责，请一位代言人在场（也许是一位家庭成员），还要了解怎样浏览医疗健康相关的网站。如今不再有医生上门出诊，了解你和你家人的健康史。

电子病历带来各种各样的变化，改变了你的健康信息的记录、传递和更新方式。你需要了解怎样使用电子病历，怎样浏览患者门户网站。我也会在本书中讨论这方面的问题。

对于很多病人来说，医疗服务已经成为一种交易、一份合同，就像在网上购买食品杂货或者订购服装。如今掌握方向盘的已经不再是医生，而是病人。与以前相比，你会在更大程度上掌控自己的健康。

我没有预言未来的水晶球，但在我作为癌症医生的多年职业生涯中，我看到对抗癌症的战争取得了令人难以置信的进展。一些人们曾经视为不治之症的癌症，如今也有了治愈的希望。但我也会感到失望，我们对于老年痴呆症以及某些肺癌和胃肠道癌的治疗未能取得很大进展。我希望研究人员能进一步研究慢性病管理，也希望我们能制定公平的医疗保险制度。

我在美国明尼苏达州罗切斯特市的妙佑国际医院工作了40年之后，于2018年逐渐退出临床实践工作。我把时间精力用于撰写博客（过去两年大部分内容是关于新冠肺炎），并与一些医疗组织里的人员进行网上交流，这些医生、护士和助手已经筋疲力尽，处于彻底绝望的边缘。专业医疗人员被迫无休止地轮班治疗危重病人，而他们本不应该病得这么重。我为这些医务人员，以及大批专业助手、辅助健康工作者和行政支持人员加油鼓劲。

无论人们是否愿意，医学界正在改换方向——我们没有人预料到变异病毒不断带来疫情高峰，也没有人想象到这些突变病毒的传染性有多强。我们没有预料到美国医疗保健服务系统会受到地震式的影响。

本书的第三次修订版像前几版一样，会帮助你成为对自己更加负责的病人。为什么？因为你必须做到。

想象一下未来的场景：不再有戴着护士帽的白衣护士，手里拿着厚厚的病历文件夹，在你坐在候诊室里翻阅旧杂志时叫到你的名字，告诉你："医生现在可以见你了。"以后更可能是预约助手打电话给留在家里的你，确保你的互联网连接稳定，笔记本电脑摄像头位置正确，然后让你排队进入私密安全的虚拟房间，等待医生上线。

不要被技术吓倒，因为如今的口号是："病人现在可以见你了。"

爱德华医生

2022 年 4 月

美国明尼苏达州罗切斯特市

活下来的病例

首先是我的一位病人的讲述。

"嗨,你为什么要涂防晒霜?我们只是出去骑一小会儿自行车。"我有很多次被问到这个问题。然后我会告诉一起骑自行车的朋友们,我已经战胜了癌症三次。大多数人听到这种事都会感到震惊。这时候就会有人问我是否能借用一下我的防晒霜!

1990年,我在高三学年只剩下最后几周的时候,切除了左肩上一颗看起来很奇怪的痣。手术过程又快又简单,我完全没多想。三天后,我来见一位肿瘤学家,查看病理报告。

这位肿瘤专家告诉我,我患上了恶性黑色素瘤,最致命的皮肤癌之一。医生似乎很乐观,因为我们早早发现了癌症。下一次手术安排在高中毕业后的那周。

这次手术相对较快,只用了一个小时左右。我对整个过程唯一的记忆是,我在手术结束前就醒了,问护士我们能不能点一份比萨。不用说,医生对麻醉师很生气。

手术结束后，肿瘤学家向我保证，复发的情况很少，预后良好。

第二次发生在刚过手术的一年之后。我的左臂下方感到疼痛。癌症已经扩散到我的淋巴结。我的肿瘤医生毫不犹豫地说："这孩子得去妙佑国际医院。"

通过手术切除我腋窝里棒球大小的肿瘤之后，现在要和妙佑国际医院的肿瘤学家一起检查结果。爱德华·克里根医生走进我的病房，做了一下自我介绍，然后问我喜欢做什么，在哪里上学，等等。对于我的生活，他比我曾经见过的任何医生都更感兴趣。

我们没有讨论手术结果和我未来要面对什么，而是谈了一些关于我的事情，什么会激励我产生动力。他带来一种平静安心的感觉，我几乎忘了自己正在生病。他对我不仅仅是同情，更为我带来真正意义上的关心。

然后我们讨论了一些新消息：他说我在一年之内有 95% 的可能性再次出现癌症，但具体的时间和位置，没有人知道——不太让人安心的消息，不太令人满意的概率。

第一次离开医院后，我脑海中掠过无数的想法和恐惧。这就要面对最终结局了吗？上一次我胜算很大，但我还是输了。这一次的概率对我非常不利，我几乎没有机会击败病魔。我会在一个月内回到医院吗，还是一年内？癌症下一次会扩散到哪里？我还能拥有丰富多彩的生活吗，还是说这种疾病会阻碍我享受生活中我如此热爱的一切（水上运动、曲棍球、狩猎、田径）？

为可能发生的事情担忧了一两天之后，我做出决定，不能这样度过一生。我告诉自己，我在生活中要抱着一种仿佛以前从未患过癌症、以后也不会患上癌症的心态；虽然患癌的概率高得吓人，但我告诉自己，我会战胜它们。我不会让这种可怕的疾病击败我。

往后 31 年里，数不清的检验、影像和放射科检查、医学界已知的每一种测试——以及无数次前往妙佑国际医院——我一直没有再患上癌症。很少有癌症患者能活着看到他们的医生退休。我足够幸运，可以成为其中一员。虽然我不会再看到爱德华医生脸上洋溢着笑容走进诊室，但我十分荣幸还能在讲座中介绍他，在社交媒体上关注他。

在最初的诊断之后，我甚至不确定自己是否还能读完大学，而现在我独自养大了三个优秀的孩子，到今年已经活了半个世纪。

如今，我过着我梦想的生活，住在美丽的科罗拉多州，在这里尽情享受山地自行车、徒步旅行、狩猎、滑雪，几乎每一种户外运动。就像我之前提到的，我很幸运能有三个优秀的孩子，他们现在都已长大成人。最大的孩子今年春天从大学毕业，正准备去上医学院。二儿子在内布拉斯加州读大三。我希望他毕业后决定和爸爸一起住在科罗拉多州。最小的孩子在威斯康星州读大一，她也想学习医学，成为一名医生。

我的生活再好不过。我拥有健康，拥有美好的家庭，每天都能欣赏雄伟的落基山脉。

每次去见克里根医生，都会使我眼界更加开阔、对自己感觉更好，并对我所拥有的一切心怀感恩。我不会骗你说，我从不担心可恶的癌症会再次出现，但我几乎不会沉湎于 90 年代初患上癌症的回忆。也许这么说有点奇怪，但我很幸运能成为他的病人。

克里斯·彼得森（Chris Peterson）

引　言

我们每个人诞生于这个星球上，都是为了去做一些事情，没有别人能做得像我们一样好。

"他得了癌症。"他们带着怜悯和恐惧窃窃私语。我祖母的出租公寓里的住户会尽可能避开住在212室的失业工人约翰，仿佛只要跟他说话就会使他们也患上那种可怕的疾病。

美国新泽西州纽瓦克市，和纽约市只隔着一条哈德逊河，这里的亨特顿街615号的大多数住户都穷困潦倒，只能按日、按周或按月租房。大部分人没有工作，但也有几个人在附近一家名为"纽瓦克的骄傲"的酒吧工作（这个名字确实挺矛盾），其他人要么就是在吧台另一边抱着酒瓶不放。

在1952年，患上癌症等于被判了死刑，就像在监狱的死囚牢房里等着坐上电椅——也许比那更快。如果要描述我们当时对于癌症多么缺乏了解，会占据太长篇幅。那时候我是个早熟的二年级学生，和作为爱尔兰移民的祖母住在一起，她在新泽西州纽瓦克市铁皮区拥有一座有22间客房的公寓，遇到一个患上癌症的人对当时的我来说是个关键时刻——也许不是医学史上的关键时刻，但属于我人生中的关键时刻。

你看，212 室那位先生做了结肠造口术，他肠子里的东西会排到体外一个袋子里，因为癌症破坏了他的部分肠道。当时我就能轻松自在地帮他更换这种医疗器械（造口袋），而且我知道，我整个一生都会去照料像他这样的人。事情就是这样。没有争辩，没有讨论，我就是知道怎样帮他换。那是我第一次与癌症有关的经历。我当时八岁。

我的第一次临床接触是在上纽约医学院二年级的时候。那是 1968 年，医院安排给我的是一位患有晚期胃癌的老妇人。她的眼睛和脸颊都深深凹陷，整个人皮包骨头——她就像一具活着的尸体。当我第一次走进病房看到她时，我甚至以为她已经死了，但我还是鼓起勇气走到她床边。

这位女士是谁？她有家人吗？她会因为什么欢笑或者哭泣？是怎样的生物学噩梦导致她面临这种悲惨的命运？这令我产生了极大的兴趣——以一种病态的方式对此着迷——一个细胞失控，然后剥夺了她的未来，最终导致她的死亡。她没有缓刑的机会。

这一切是怎么发生的？我沉迷于寻找癌症相关问题的答案。我的同学们认为我疯了才会特意选择癌症患者。那是绝症，他们说。我是在浪费时间和精力。他们的想法是错误的。

灵魂的疾病

最初吸引我的是癌症的生物学和遗传学因素，我对混合各种类型的化疗（用于治疗的化学药物）很感兴趣，后来又增加了放射性治疗和免疫相关治疗。但我很快意识到，癌症并不是作为一种身体疾病令我产生兴趣，而是作为一种灵魂的疾病。

在过去四十年中，我一直走在自己很多年前选择的这条道路上，我在一个脏乱的房间里帮助一位身患重病、满心悲伤的老人时选定了这条道路。通过他，以及我在全球最著名的医疗中心之一工作时遇到的其他 4 万名癌症患者，我认识到人类精神的坚韧伟大。我向我的病人学习，倾听他们的故事。我学会了把每一天都视为一份礼物。每一天都不应浪费。

事实上，肿瘤学家（癌症专家）会成为病人及其家属的精神领袖——就像基督教牧师和犹太教拉比。我估计我们至少会用 70% 的时间倾听病人讲述的故事，而不是把有毒的化学物质输入他们体内。

作为一名主治医师，听闻那些有可能被生活的不公平压垮的病人靠着怎样的方法和策略努力生存下来，会令我备受鼓舞。这是他们的关键时刻。而且不会有州长在死刑前最后一刻通过热线电话为他们减刑。正是这些故事令我能够坚持下去。

每一位癌症患者都被一大堆情绪噩梦包围：儿子是不肯回头的浪子；任性的女儿不情不愿回了家；永远还不清的抵押贷款；生意失败，梦想破灭，错过机会（尤其是说"对不起"或"原谅我"的机会）。

我在病床边经常听到这些最痛苦的话语："我永远不会知道我本来可以多么优秀。也许我本来可以获得巨大的成功，但现在已经没时间了。"然而，这些病人仍然会继续成长进步，他们是我获得勇气的来源，令我十分钦佩。

我从他们身上学到，不把精力耗费在琐碎小事上，而是仔细感受并牢牢抓住每时每刻，努力让世界变得比现在更好一点。对我来说，每个病人都是一份值得珍惜的礼物。

智慧来自苦难

如果一位肿瘤学家愿意花时间倾听，他或她每天都会面对"决定性的时刻"。每个人都有自己的剧本。如果有耐心，我们医生可以逐渐了解人类的精神。

我们每个人诞生于这个星球上，都是为了去做一些事情，没有别人能做得像我们一样好。成千上万的病人令我认识到，每个人都有自己的故事。每一个人的首要需求都是得到认可和肯定。我们应该倾听，而非说教。我们每个人都在以自己特有的方式说："让我感觉自己很重要。我是独一无二的。"

曾经有人说，每个人都至少有一个值得出书的故事，也许这就是我的故事。我撰写这本书是希望你可以避免患上癌症和其他可怕的疾病。你能够控制自己的命运。你可以负起责任，也必须负起责任。作为一名病人，你的任务是成为对自己的疾病最负责、最了解情况的人，因为你要对治疗相关决定负起责任。涉及你的健康问题，没有谁能比你自己更为利害攸关。这个责任落在你身上，而非你的医生身上。

"你是医生。"有些病人对我说，暗示我应该建议他们怎么做。"不，"我会告诉他们，"你是病人，你要负起责任。我们将一起踏上这段旅程。"

有时候，作为医生和病人，我们可能不得不一起面对目前的治疗计划对于晚期疾病相对无能为力的情况。很多癌症治疗可能会导致生活质量恶化，病人需要了解这一事实。但让我非常明确地告诉你们：对于某些癌症和其他疾病，根据以往的记录，目前的治疗方法是积极的、有希望的，具有治愈的可能性。

如何避免成为我的病人

我继承了我的父亲对于赛马这种皇家运动的痴迷，我迫切期待三冠王的到来。我们大多数人都知道这三场比赛的名字：肯塔基德比——这项运动中最伟大的两分钟，比利时锦标赛，以及贝尔蒙特锦标赛——纽约这条2400米的赛道标志着很多纯种马职业生涯的结束。

我在赛道上学到了很多东西——远远超过在任何社会学课程中学到的。赌博游戏有自己的规则。周末赌徒可能会在完全不了解马匹、骑手、训练员和赛道的情况下把钱扔进水里。不能全靠运气。在赛道上，我们可能会输钱。医疗游戏也是同样的玩法，但赌注更高。在医疗中，我们可能会输掉我们的生命或生活质量。

这里会告诉你怎样占据有利位置。采取预防措施的效果相当于十倍的治疗措施。随着我们开始进入医疗保健系统不堪重负的时代，面对成本控制和医疗服务逐步减少的现况，你需要掌握自己能获得的每一点正确的医疗信息，才能真正对自己的健康长寿负起责任。对于癌症和其他严重疾病，最安全的预防措施仍然是选择健康的生活方式，以及尽早发现疾病，但还有很多其他做法。

让我们来看看如今的情况：更多的病人涌入诊室，大量老年病人对医疗保健系统造成压力，医生数量反而逐渐减少，各种法规以及美国医保制度付给医生的费用很低，迫使医生退休，还有保险和政府项目付款的变化。

作为病人，我们需要成为精明的消费者，因为我们要为自己购买保险；作为病人，我们需要了解自己需要什么和不需要什么。现在已不再有医生上门出诊，然后收到一只鸡作为诊费，那只有在重播的经典老剧中才会出现。你需要知道这个游戏是怎么玩的，否则就会输掉。最佳做法：保持健康，面对医学问题要明智慎重，了解你有何选择，因为"医疗系统"仍处于动荡之中，你面对生死攸关的决定会感到迷茫和不知所措。

我会告诉读者们，怎样做出最佳选择，怎样做出最重要的医疗决定，你一生中总会有需要做出这种决定的时候。我说的不是路线提示或炒股诀窍。在我见到我大多数病人的时候，他们往往只剩下几周时间，而不是几个月时间。毫无疑问他们非常勇敢，我们知道很多很多成功的故事，甚至与我们对癌症的认识相悖。但说实话，我的病人中大约有一半人本来不需要走进我的诊室，因为他们的癌症与他们一直以来选择的生活方式有关。

我不是要责备你或者令你内疚。再回顾过去也不会带来什么好处。我只是想告诉你一些事实。一般普通人最害怕的不是心脏病、艾滋病或关节炎，而是癌症。虽然我们无法预防所有的癌症和所有可怕的疾病，但我们朝着终点最后冲刺时可以让自己跑在"正轨"上。这能保证什么吗？当然不能，但我跟着我父亲从赛马跑道上学到的是，如果我们掌握足够的知识，积极主动参与人生中最重要的赛跑，我们的胜算会更大。

这一点可以肯定。

在本书中，我讲述的很多故事提及了我见过的一些最不可思议的人，希望你也能认识他们。但因为我非常尊重他们的隐私，也因为我作为医生有法律义务保护医患保密关系，所以你不会得知，也不需要得知，每一位恢复出色的病人的全部相关细节。他们是真实存在的人，他们的故事也是真实的。如果没有他们，我就无法和你一起踏上这本书的旅程。

第一部分

医生不曾告诉
你的事情

第 *1* 章

与时间赛跑

我们永远不知道未来会发生什么，但我们知道，未来属于健康和专注。预测未来的最好办法就是创造未来。

我父亲的身体状况很糟糕。他厌恶那种所谓的能带来收入的工作，反而对数字和马匹非常感兴趣，他相信肯定有合理的预测模式可以解释为什么有些马能赢得比赛，有些马不能。

他抱着这种热情成为职业赛马评论员。他用行话讨论赛马的隐秘世界，比如速度等级、赛道区别、偏离起跑位置、眼罩、下沉磨损防护绷带、从未赢过的见习骑师、路线、短途和新骑手，这些术语都是下注时需要考虑的因素。

在我还是个小男孩的时候，在皮姆利科、希亚利亚、萨拉托加、热带和湾流公园这些名字稀奇古怪的赛马场上和他一起度过了很多时间。我在赛马跑道上学到了很多重要的人生经验。其中一项最宝贵的经验在我作为医生的多年职业生涯中一直伴随着我：不要盲目下注。不存在必胜的赌注。

在赛马中随意下注的人都会输掉一大笔钱，甚至输光内裤，全因他们对《每日赛马快报》（Daily Racing Form）了解不足。这份神秘的出版物提供大量数据记录马匹过去的表现。我父亲对这一点非常了解。这就是为什么他能取得成功。我不记得他在任何别的地方工作过，但我记得他开着新款凯迪拉克，穿着600美元的西服，打着100美元的领带（他连高中都没毕业）。

也许这一切听起来与我在妙佑国际医院的诊室中见到的来自世界各地的病人毫无关联，但其实并非如此。

在你生活的每一天中，你所做的事情都会使你未来面临一定风险；或者应该说，对于大多数人，你没有做的事情会使你未来面临一定风险。如果你了解赔率，就可以使自己的胜算更大。你不能当个随意下注的赌徒，你必须了解这场比赛是怎么回事。这条赛道不适合外行人，如果要做出涉及健康的决定，你肯定也不想当个外行人。

没有人能保证未来会怎样。也许你明天摔一跤就会死掉，也许你能活到105岁——即使你抽烟、喝酒、想吃什么就吃什么、躺在懒人沙发上很少动弹。但就像我父亲说的，这都属于风险很大的赌注。没错，这么赌也有可能赢，但如果聪明一点下注，赢的时候会更多。高风险的赌注还不上抵押贷款。

在涉及健康的时候，你怎样才能聪明地下注，像个内行一样下注？这就是本章的内容。

令我感到惊讶的是，很多人会忽视健康风险，不能明智地为自己的未来下注。也许他们明知风险仍然期待能赢，即使可能性不大。你是不是也想赌自己属于百分之一或者千分之一的长寿健康者——也许甚至能活到100岁——即使你完全没做到那些有利于健康的行为？

我在诊室里见到了很多输掉这场赌局的人。有些人会花费更多的时间购买一辆汽车，而不是考虑自己的健康和幸福。没错，我们需要考虑基因和遗传的影响，但你选择的生活方式对于你是否会患上重大疾病起到了决定性的作用。如果赛马骑师或驯马师给了你一场比赛的内幕消息，你会不假思索投注一大笔钱。让我帮你在健康方面明智地下注。甚至连我父亲也说，最可靠的赌注就是那一点预防措施。

了解你的健康风险，做出明智的选择。我会帮助你在赛道上不偏离正轨，速战速决。你赌的是你自己的未来。为了聪明地下注，要做出正确的选择。

我的生存处方

美国人注重使用高科技的工具、装置、器械来解决医疗问题。计算机断层扫描（CT）、磁共振成像（MRI）和正电子发射计算机断层扫描（PET）有助于在最早阶段和最可治疗阶段查出疾病，这些检测方法可以帮助人们延缓衰老的过程。永恒的生命是否并不遥远？

只靠技术是不够的。这样说有什么证据？在医学扫描和其他高科技设备应用最少的一些国家里，那里的人们健康状况比我们更好，寿命比我们更长。

各种药物广泛流行，比如治疗男性阳痿的伟哥（Viagra）和让我们重新长出头发的保发止（Propecia），证明我们越来越关注改变生活方式的药物，希望能够令我们更加健康快乐。我们在脸上注射肉毒素，抹去岁月的痕迹。如果我们向体内注入足够的抗氧化剂，理论上我们肯定也可以阻止自由基在体内活动，防止我们变老。这真的能实现吗？

这就是更长的寿命和更健康的老年的秘诀吗？这种观点的出处是哪里？

虽然这种观点还存在一定争议，但脊髓灰质炎灭活疫苗彻底消除小儿麻痹症的历史经验令美国人产生一种观念：大型政府、大型工业和大型大学会提供灵丹妙药，把疾病的魔鬼关回瓶子里。不幸的是，美国社会已经错失良机。我们下错了赌注。甚至，新冠疫苗的惊人发展也被一些人无端怀疑。

我们甚至对一些不属于疾病的情况也要求药物治疗。时差、更年期或勃起功能障碍属于疾病吗？

我们需要接受生活、工作和现代医学中冰冷的现实，为我们自己和家人准备一套生存装备。从什么时候开始，衰老或秃顶也被视为疾病？我们有一大堆诊断代码，但路怒症或孤独却不在其中。这些症状属于一个生了病的社会，也是一个对生病和疲惫感到厌倦的社会。这些症状属于一个在小问题上纠缠不休，却在大的健康问题上错过良机的社会。

这是我的生存处方：我们每个人都需要为自己的健康和幸福负起责任，从而减少患病的风险，尤其是癌症。让我具体解释一下。如今大部分专家认为，早逝者中至少一半人要归咎于生活方式选择、饮食因素和行为模式引起的疾病。换而言之，你对自己的身体所做的事情和没有做的事情，都可能导致你更早死去。你可以从现在开始降低英年早逝和残疾的风险——这永远不会太迟。

有些人未来可能遇到危及生命的疾病，比如癌症、心脏病或糖尿病，我认为有一点是毫无疑问的：身体强健、精神集中、心理正常，并且拥有支持系统的人，面对疾病的表现远远强于那些孤独且无法自主的人。

最好的药物其实不是医药

社会学家、心理学家和医学研究人员给出越来越多的证据，证明了强大的社会支持——我比较喜欢**归属感**这个术语——可以帮助你活得更长寿。我相信这一点是因为我每天都会看到家庭、朋友和宠物带来的奇迹。

对 1941 届和 1944 届的哈佛毕业生进行的一项研究表明，以下因素是实现长寿健康的生活的关键。这些男士（没错，当时哈佛学生大多数是男生）很多成为美国最杰出的政策制定者、教育工作者、科学家和企业领导者。能够在七八十岁仍然卓有成效的人具有以下特点：

· 他们拥有长期稳定的人际关系和婚姻。

· 他们通过体重管理和锻炼保持理想的体重。

· 如果喝酒，他们会注意适度。

· 定期锻炼是他们生活的一部分——在那个时代，锻炼的好处还没有真正宣传出去。

· 他们培养出适应各种情况的应对技巧，比如幽默感和心理韧性，能够把精力转移到艺术、音乐和其他活动中。

关于随着年龄的增长能否保持健康的生活，社会参与和心理韧性是最强大的预测指标。我们也可以向生活在冲绳岛上的人学习。冲绳人平均年龄比美国人长 15 年。考虑到他们缺乏医疗技术，他们几乎可以说是长生不老。

首先，他们不会纠缠于不属于疾病的问题。他们摄入低热量的饮食，经常锻炼，适度饮酒，最重要的是，他们发展出强大的社交网络和精神信仰，这可以带来幸福感。他们专注于生活的意义和目的。听起来如此简单，几乎不像真的。

这不是什么高深科学，这是人性。

我希望你能看到这些值得参考的范例。把精力投入你喜欢的事情中，你就很可能活到能从美国 401（k）养老计划中拿到钱的年龄，买座湖边的房子、看着你的孙辈长大、环游全世界七大洲，或者开着房车走遍全国。态度很重要。与积极乐观的人相比，悲观主义者去世的年龄平均早八年。肺癌患者如果生活质量良好，也会比生活质量较差的患者寿命更长。

我们天生就是充满快乐的个体。你喜欢和爱发牢骚的人共进晚餐吗，或者和性格胆小怕事、忧天杞人的人一起打高尔夫？如果你不能自己和周围的人创造快乐、一起享受乐趣，你就几乎没有动力走过漫长的人生旅程。

我们每个人都有自己喜欢和擅长的事情。进一步培养这些兴趣，让生活更加充实、充满希望。

但你不可能某一天早上醒来，突然就能从更美好的角度看待这个世界

（或者放下这本书就能奇迹般地以全新的态度面对人生，仅仅因为我提出了建议）。参与积极的社会活动才能为带来你改变。我保证——在这匹马上下注，它肯定不会输。

关于实现长寿健康的生活，我的 8 项建议

1. 建立长期稳定的人际关系。朋友、家人、同事，甚至宠物都可以缓解压力。孤独、边缘化的人很少能在人生道路上走得很远。

2. 保持理想体重。我们很多人都面临肥胖的问题，肥胖为健康带来明显的负面影响，比如高血压、糖尿病、关节炎和中风。保持理想体重并不意味着忍饥挨饿，而是考虑自己的身高、遗传和生活方式合理安排饮食。

3. 保持植物基饮食，重点是绿叶蔬菜，每天六到八份水果，吃鱼肉和禽肉而非红肉（适量），注意要摄入不饱和脂肪，比如橄榄油和芥花油。你不必成为一个只吃糙米和豆腐的素食主义者。同样，在这方面要考虑合理性。

4. 定期进行身体活动。到底是 30 分钟最好还是 60 分钟更好，这种问题留给专家们去争论。你只需每天正常活动一下，每周散步四五次。

5. 想要长寿就不能吸烟。这一点不用多说。

6. 适度饮酒，如果一定要喝酒的话。虽然有些证据表明一杯红酒（120毫升）也许可以预防某些类型的心脏病，但对于很多其他方面，摄入酒精是有害的。

7. 培养灵性，与大自然或者比你自己更强大的能力或者某些超越了你自己的力量或因素，建立一种连接感。

8. 找到生活的意义和目的。这是你面对逆境能够坚持下去的原因。早上是什么促使你起床，尤其是周一早上？只靠工资是不够的。

保持平衡：你不可能永远活下去，但你也不能活得好像没有明天，因为明天仍会到来。你可以在今天为明天做好准备，选择明智的生活方式或者改变不良的健康习惯——什么时候开始都不晚。

哦，天呐，医疗服务已经变了

曾经，生活很简单，我们尚未卷入数字时代的浪潮，一般来说我们会去见一位基层医生——就像电视剧里的韦尔比医生——他们非常了解和关心我们一家人。有时医生还会上门出诊。他（当年大多数医生都是男性）那个黑色的医生手提包只能提供相对有限的治疗，有些技术闻所未闻。但当年的医生不会只用听诊器看病，而是会倾听我们的话语，谈论我们的家庭，并提供一些简单的建议。我们一般都会病情好转。

医疗保险一般会覆盖服务成本，也可以现金支付（或者以物易物）。但随着诊室中出现 CT 扫描、PET 扫描、MRI 和电子病历等技术，一切都发生了变化。如果你没有医疗保险，你就处于极为不利的状况中。

目前，美国医疗保健服务系统危机四伏。作为病人和医疗保健消费者，我们现在正处于风暴眼之中，这场风暴的开始时间远远早于我们陷入新冠疫情的漩涡。让我来解释一下这场风暴中集体出现的三个关键因素。

首先，病人年龄更大，病情更严重。在任何一家医院或急诊室中，你都能明显看到美国人口老龄化的现状。老年患者需要更复杂、更精细的医疗护理，这也是必然的。随着美国婴儿潮一代继他们的父母之后也迈入老年，需要医疗护理的老年患者将达到前所未有的人数。我听说美国老年医疗保险计划中三分之一病人的成年子女也加入了老年医疗保险计划。

更多的病人需要什么？更多的医生。这就是我要说的第二点：医疗服务提供者这个群体发生了巨大的变化。以前，医学院毕业生一般会进入普通专科，比如内科或外科。而如今，几乎所有的毕业生都以高科技专科为目标，比如眼科或整形外科。

来自美国医学院的数据表明，超过 95% 的毕业生会进入狭窄的专业领域，而非普通内科、普通外科或者家庭医生。这意味着如果我们患上重病，作为病人能找到的医生更少。

令我感到难过的是，我的医生同事们正在经历前所未有的倦怠和压力。很多人把他们的职业倦怠归咎于美国医疗保健服务系统不断变化、临床实践中源源不断的病人、保险公司的压力让他们每天看更多病人，美国医疗保险和医疗补助的补偿率更低，以及对于医疗事故诉讼的恐惧。

新型病毒如海啸一般席卷了我们的医院和医疗系统。伴随而来的是，在新冠疫情的压力下，高达 20% 的医疗服务提供者不再继续执业。

优秀的临床医生正在逃离医学界。简单来说，职业倦怠导致医疗服务供给端缺少医生，而我们在这个时代需要更多的而非更少的全科医生——很可能还需要大量为老年人服务的老年医学专家。

这场风暴中的第三个问题不是什么新情况——想一想令人难以承受的医疗费用。本书的每一位读者都听说过那种噩梦般的故事，朋友、家人或同事由于医疗费用不断增加而濒临破产（即使是有医疗保险的病人）。

举个例子，你看电视时随时会看到一些神奇新药的广告：用于治疗银屑病、甲状腺、眼病或哮喘，一些快快活活的人在街上蹦蹦跳跳。好吧，这是在他们拿到医药费清单之前——医疗保险不予支付的那部分费用。这些药物每年的费用高达数万美元。没人买得起这些药，本可以改善生活状况的病人被拒之门外。

无论医疗保险的条款多么严密，都没有哪种保险能支付全部费用，这张账单上的一小部分就可能导致财务危机。显然，经济因素是保持健康的一大动机，但生活质量和幸福感也是同样重要的动机。没有人能承受生病的代价。

我们每个人都需要认识到，我们正在医疗保健行业的桌子旁竞争一个席位。随着美国人口老龄化，席位将变得非常拥挤。

活到能从美国 401（k）养老计划中拿到钱的寿命

这个重要的日子终于到了。你的老板和你握手，祝你好运。你的同事们围着一个蛋糕聊天，有的开玩笑说你终于等到了退休这一天，有的问你不用上班了打算做些什么。

你办公桌上的东西都装进了一个纸箱：你的家庭照片、桌面小摆件、雪球纸镇，还有过期的糖果。代替你的那个二十岁青年已经差不多搬进了你的位置。这个隔间已经不再有你的名字，你开始想，接下来三十年你要做些什么。

还有最后一站：员工福利办公室。

几分钟后，有人会让你做个决定，你一生中最重要、影响最深远的财务决策之一：你想怎样领取养老金？

这和你的健康有什么关系？

有很大关系，因为在你针对养老金支付问题做出任何决定之前，你需要寻求专业人员的指导，比如会计师、注册财务规划师、税务顾问、律师，以及——信不信由你——医生。

假设你身体健康、血压正常，没有糖尿病或心脏病，并且你的母亲很长寿，对你来说，每个月领取固定金额的养老金是比较合理的选择。你会活得很久，到手的总金额远远超过现在一次性领取的钱数——轻轻松松发财。

换个角度，你也可能身患重病，比如癌症，假设你预计只能再活一两年。

在这种情况下，合理的选择就是另一种方式：一次性领取。你可以在专业人士的指导下进行投资，无论华尔街怎样风起云涌，都能让你的家人得到一定保障。

退休时要怎样做出决定，不一定像上面的例子一样简单。现在谁还能拿到政府和公司退休金？我们中很少有人能拿到。但你应该做出决定，什么时候领取社会保障金，什么时候领取个人参与缴费的 401（k）养老金。

从现实的角度来说，我建议你在计划退休时先去看一下医生。一些轻微的血液异常或身体症状可能促使你去做 CT 扫描或心电图检查，然后诊断出危及生命的疾病。在这种情况下，你就很清楚财务方面应该做出怎样的选择。也许你没办法活到足以领取全额退休金的寿命，但你可以为你的家人做好安排。生活很复杂，也不见得公平。但在虚线上方签名之前，你应该了解自己的健康状况——以及信托规则与合理的财务规划。

这些财务决策很复杂，你应该与律师、税务顾问和房地产经理商讨。也许需要好几个月的时间才能把各种选择讨论清楚。不要把这些事情拖延到你的退休派对的当天早晨。

医生的消失

随着本地家庭医生迅速消失，我们每个人都要认识到，我们需要找到医疗系统的访问通道。急诊室或急救中心在提供医疗服务时效率非常低下，难以令人满意。一般来说，病人在这种情况下几乎不会与医疗服务提供者建立人际关系。这类机构并不涉及长期医疗护理或者任何人际关系。在这样的环境中，医疗护理这个词更接近一种交易而非人际关系。你应该怎么办？

随着我们进入 21 世纪，很多医疗服务将由"中级服务提供者"提供。我们很多医生会觉得这个术语是一种冒犯，因为这些具备专业资格的同事是提供医疗服务的基层一线人员。我们一般使用医师助理（PA）或执业护士（NP）这些术语称呼他们。根据美国各州法律规定，这些同事大多数取得了学士学位，然后通过大约 800 到 900 小时的临床指导取得同等学力硕士学位。他们都是优秀的同事，可以在艰难的状况下提供良好的医疗护理服务。

在一些医疗中心，这些同事的专业很窄，例如，一位 PA 可能只治疗心脏病患者或乳腺癌患者，或者手术引起的感染并发症。我们需要了解的关键信息是：哪一位是相关专业人士（PA、NP 或其他人员），以及我们有需要的时候怎样找到这个人。

你可以在目前的诊室里找到相关中级服务提供者。他们作为团队成员协助其他工作太多或时间不够的医生。

医疗领域刚刚出现的这场危机四伏的风暴，为我们留下的最后一条信息是什么？你必须认识到，你要对自己的健康负责，我会在本书其余部分中无数次详细阐述这一点。

你也需要认识到，医疗机构和服务提供方式正在发生根本性的变化——我们会面对很多未知数。媒体上几乎每天都会出现一些合并、收购的消息。某个医疗巨头并购了医院甲、乙、丙。这对你来说意味着什么？你和你的医生建立起的连接感可能会中断，医生能开的检查可能受到限制，有时医疗费用也会增加。

撰写本书修订版时，我根据人口统计学研究确认了我们已经知道的一点：信任仍然是医疗护理中的关键所在，医生仍然比网站更受病人信任。然而，千禧一代（出生于 1980 到 2000 年的人）会带着从网站上下载的数据（其中一部分并不可靠）去看医生，这可能导致他们与医疗护理团队发生冲突。

千禧一代的病人比较关注自我（他们是我们的后辈，正处于二十到四十出头的年龄）。工作已经令他们疲惫不堪，他们宁可花更多的钱换得通融和节省时间。他们比任何其他人口统计群体都更加关心医疗费用。他们处于职业生涯中期，正在抚养孩子、处理各种人际关系、努力维持生活。

对他们来说，我能给出的最佳建议就是，仔细选择一位医生，并与医生和医护人员合作，形成知情共同决策的模式。我会在本书后面的内容中更详细地讨论这种合作关系。

在不断变化的世界中实现长寿的关键

通过仔细规划，你可以创造出人生中最美好的几年，但如果听天由命、不做规划，这些年也可能毫无建树。让我们来看看这个不断变化的世界，寻找长寿之路。

▷ 关键 1：你会比你的父辈和祖辈更长寿

无论你年龄多大，现在就要做好规划，因为你很可能比你的父辈和祖辈更长寿，而且如果你身体健康，也能更好地享受生活中的乐趣。疾病并非不可避免。你并非"命中注定"要死于导致你母亲早逝的同一种疾病。你可以控制自己的健康命运。你可以在走过人生道路时不断改善自己的健康状况。

你能永远活下去吗？很可能不行，即使你被低温冷冻也做不到。但杜克大学的研究人员认为，大约 60 年后人类寿命最长将达到 150 岁。根据美国社会保障局的预期寿命表，如今 65 岁的老人预计可以再活 17 年（男性）或 20 年（女性）。希望社会保障局有好好保管你的钱！

根据年龄和背景，我们担心的重大疾病各不相同。但总的来说，参照大都会人寿基金会（Met Life Foundation）的调查结果，美国人最害怕癌症、老年痴呆症、心脏病、中风和糖尿病。

根据记录，死于心脏病和中风的美国人比死于癌症和所有其他疾病加起来的都多。新冠疫情肯定改变了这种情况，对于慢性病患者的影响最严重。但所有癌症中，有一半可以归咎于生活方式的选择。

过度肥胖对于所有这些疾病都会产生影响，导致患上各种疾病（癌症、心脏病和糖尿病）的风险增加。过度肥胖正在成为一个严重的健康问题，因为在过去 20 年中过度肥胖比例增加了一倍。如今，美国三分之一的成人和六分之一的儿童存在超重或肥胖的问题。这是前所未有的情况。这些孩子可能会因为相关疾病无法活到他们父母的寿命。也许你还记得，儿童过度肥胖是新冠并发症的一项主要风险因素。

这进一步强调了生活方式是极为重要的，而早期检测有助于我们诊断和治疗由生活方式导致的疾病。

我的生存处方可以帮助你活得更久也活得更好，但你必须首先解决一些拖后腿的问题。当然，我的口头禅是注重预防，但我也知道，想要通过改变行为（即使是微小的改变）提升健康水平并不容易做到。

在接下来的章节中，我们将探讨你是否已经准备好做出改变、怎样做出改变，以及在锻炼、营养、压力、生活习惯（比如吸烟、饮酒）和睡眠等方面要关注哪些问题。我们也会研究你每天在其他方面选择的生活方式，找到让你更健康的做法。

我不会重复你在媒体上听过的那些老生常谈的内容，而是采取一种略有些非常规的方式帮助你改变行为。例如，思考一下这些问题，后续章节中将给出答案：

· 你知道真正的青春源泉是什么吗？

· 哪些药物是完全免费的？

· 你是否知道在食品杂货店里怎样选择营养最佳的食物？

· 快餐可以出现在你的饮食中吗？（剧透警报：可以。）

· 为什么存在一定压力对你是有好处的？

· 你是否知道看医生时怎样有效利用时间（这个时间比你想象的要短，所以在医生走进诊室或上线时，你要做好准备）？

· 为什么要保存好病历副本？

· 在医院里保持身体状况良好的最佳方式是什么？

· 慢性病患者需要了解哪些情况（也是你需要了解的）？

· 宠物真的能让你更健康吗？

· 为什么（大多数时候）你不应该相信健康新闻？

我会告诉你更长寿和更健康的秘诀之一：那就是体检。有些医学检查值得花钱，有些不值得。但首先，你必须调查了解一下你的医生。医患关系对于你的健康来说至关重要，就像良好的婚姻一样。总之，你对于自己的身体和健康的了解，会改善你的健康行为。有必要培养出良好的医患关系。

▷ 关键 2：你必须当个聪明的病人，因为医生不一定是最了解情况的人——你自己才是

我小时候在美国新泽西州长大，当时医生们不仅看起来年高望重，他们也确实已经是老年人了。那时的医生直到七十多岁还在执业。这种情况在如今几乎闻所未闻，原因在于医疗事故的风险和技术的进步。如今，医生五十多岁就退休并不罕见，他们会把时间花在高尔夫球场上，或者改为从事压力更小、更轻松的职业，比如特约医疗，也就是病人支付费用后医生每周七天每天 24 小时随时提供服务。

谁能保持不落伍？ 2010 年的时候，医学知识体系每十年变一番。而如今，每 72 天就变一番。是的，以天为单位。我们谁还能跟得上？

医疗领域管理不善的问题使我们在医疗护理方面选择更少。无论在网上还是线下，为了寻找合适的医生，我们要在拥挤的候诊室里等半天，然后只有 16 分钟的时间让医生看病，后面还有三个病人排队，四个电话等着——还有个响个不停的手机。

在成为负责任的医疗消费者方面，女性起到了带头作用。80% 的医疗护理决定由女性做出（为她们自己和家人做出决定），她们很可能成为家人的照料者。女性去看医生的次数也比男性更多。

互联网尝试填补信息缺口，但在健康方面往往无法提供可靠的、具有可行性的答案。事实上，虚拟世界的医药推销是一片浑水，如果病人对此

缺乏了解，就可能陷入遍及全球的"灵丹妙药"骗局。你不能只靠自己面对这个领域，就好像你无法只靠自己处理好税务问题。

这会使我们面对怎样的局面？欢迎来到这个病人要对自己负责的时代。你必须学会成为自己最好的医生，因为掌握决定权的人就是你自己。在后面几章中，我会告诉你一些医生不曾告诉你的事情。我会带你进入医学世界，告诉你医生们知道什么和不知道什么。这里没有什么魔法或阴谋，不让我告诉病人他们需要知道的情况。

如今的医疗系统束缚我们的手脚、占据我们的时间，导致我们堆积了一大堆书面工作，几乎没有时间研究医学中真正重要的细节——这需要面诊时间，也就是与病人面对面交流的时间。记录电子病历的笔记本电脑或平板电脑横亘于医生和病人之间。医疗服务提供者往往要把更多的时间用于鼓捣电子病历，而非面对作为病人的你。

你必须让我们为你工作。你要成为负责任的病人，自己能够获得的医疗信息等同于理想环境下医生为你提供的信息；你需要知道这一切对你来说意味着什么——为了你自己和家人的身体健康。

你会学到怎样让就诊过程发挥最大作用。为什么要浪费宝贵的时间讨论你需要多少钙，明明你真正想讨论的是你最近多么疲劳，感到头痛意味着什么？你会了解到，为什么你需要每次都带上病历，具体是哪些病历，以及怎样拿到病历。也许病历会拯救你的生命，如果你能知道病历在哪里以及怎样拿到副本。

就像所有的拼图拼在一起才能展现完整的画面，完整的病历在治病时极为重要。如今，你要自己负责了解病历在哪里以及怎样拿到。不要把病历丢给你的医生或者前台助理。受影响最大的人是你自己。

应该去哪里寻找拯救生命的健康信息，这一点至关重要。媒体炒作和头条新闻可能引起误导，甚至完全是错误的。在前面几章中，我将讨论医学院里不曾教过的一些问题。医学上的重大突破和成功的治疗方法并不是轻而易举实现的，也许一项针对老鼠甚至 14 个芬兰人进行的研究最终会为你带来医学的曙光，但不太可能很快成为现实。

所以，在你满怀希望之前，要提高警惕，听到或读到关于医学研究的内容时要领会字里行间的潜台词，尤其是网上、电视新闻上或者社交媒体上的内容。我会帮助你更好地理解医学新闻，告诉你什么时候可以感到兴奋，什么时候应该保持怀疑。

▷ 关键3：面对任何诊断结果都能活下来

本书最后部分会告诉你，如果被诊断为重症甚至危急重症，要怎样应对。

· 如果你知道首先要做什么，以及怎样负起责任，挺过难关的概率会更大。

· 如果你无法亲自负起责任，你需要知道怎样通过支持网络寻求帮助。

我也给出了尽力妥善应对任何诊断结果的关键步骤；即使是不可能长期生存的情况，我们仍然可以实现良好的生活质量与和平安宁的感觉。

无论病人是希望战胜可怕的病魔，还是只想寻求更好的医疗护理，他们都对美国医疗系统感到失望，越来越多的人改为寻求替代方案。目前我们这个年龄段中有超过一半的人正在使用所谓的补充和替代医学疗法：身心疗法，比如冥想和针灸；替代医疗体系，比如顺势疗法和传统中医；生物疗法，比如草药和维生素；基于身体的治疗方法，包括按摩疗法；以及能量疗法，比如治疗性触摸和灵气疗法。

就像任何领域一样，替代医学最大的敌人就是它自己，这里到处都是无人不知的假药推销员和障眼法——如今，骗子的万能灵药巧妙地伪装成维生素或名字诱人的膳食"补充剂"，比如珊瑚钙、蓝绿藻和鲨鱼软骨素。

你确实有很多替代方案可选，我会首先讨论一下哪些有效，哪些无效，哪些可能有效。

我的预防处方

在人口老龄化的同时，我们也看到基层医生越来越少，医疗费用却持续上升。这场危机四伏的风暴进一步受到疫情的影响，再加上美国医疗保健服务系统和医疗保险制度的巨大变化，导致看医生变得更困难也更昂贵。你要成为负责任的病人。你的健康状况如何，受影响最大的是你自己而不是别人。跟着我重复一遍：无论你年龄多大，现在就要做好规划，因为你很可能比你的父辈和祖辈更长寿，而且如果你身体健康，也能更好地享受生活中的乐趣。疾病并非不可避免。你并非"命中注定"要死于导致你母亲早逝的同一种疾病，因为你可以更好地控制自己的健康命运。但在你走过人生道路时，你可以做些什么来改善自己的健康状况？很多事情。这就是为什么你正在阅读这本书。

第 *2* 章

为自己准备降落伞

做出改变并不容易，也不一定能坚持下去，但肯定值得一试。

为自己准备降落伞是个关于生存的重要隐喻。如果你要从飞机上跳下来，你会信任谁帮你准备这个保命工具，挚爱的伴侣、可信赖的同事、亲密的朋友？当然都可以。

但最终的基本论点很明确：这个责任要靠你自己来承担。你需要为自己准备降落伞，在本章中，我会帮助你准备医疗保健的降落伞。医学界人士推测，你支出的最大一部分医疗费用取决于你选择的生活方式。我和我的同事们每天都会在诊室中看到做出错误决定的后果。

从生理角度实现更长寿、更美好的生活

人们在这些方面支出最高的医疗费用：压力、抑郁症、糖尿病、体重

问题、吸烟、血压升高，以及缺乏锻炼。没什么令人意外的内容。

目标很容易找到，我们可以调整自己的行为，改变生活方式，但我们并没有这样做。为什么？因为改变行为很难实现。如果我们要改变身体，就必须改变思想。研究表明，一步一步循序渐进的效果最好。这一切首先要从思想开始。

我告诉我的病人，慢慢在生活中引入一些小小的变化，称为"选择点"。做出一个小决定，然后不折不扣地按这个决定行事，不要想着立即改变一切。通过这种方式能够更好地在日常生活中把想法变成现实。

你可以选择从体重管理和营养问题开始。例如，如果你喝的是脂肪含量2%的牛奶，先降到1%，或者在一周左右的时间里把两种牛奶混合起来，直到你的味蕾习惯脂肪含量更低的牛奶。你也可以从短时间的身体活动开始（注意我没有使用运动或锻炼这个词）。春天是个很适合开始户外活动的时间。如果你的住处有院子可以种花种菜，这些运输泥土、耙地、翻土和浇水的活动就可以作为每天的身体活动。不需要去外面跑步或者专门去健身房，因为他们给你打折你就提前付了六个月的钱，然后每天找借口不去锻炼，再为此感到内疚。运动或锻炼可以在家里开始，并一直在家里进行，这是免费的。

如果你的问题在于压力，也许你需要的是冥想时间，即使每天只有10分钟，即使只是坐下来读一本与工作、祷文或宗教无关的书。

科技正在扼杀我们。我们需要拔掉电源，远离屏幕，定期下线，否则我们在人生道路上就走不远。

你每天都要面对很多这样的"选择点"：在家里（决定做什么饭，只拿一块饼干而不是两块，甚至决定什么时候上床睡觉），在食品杂货店里（把哪些东西放进购物车，阅读并对比食品标签），在工作中（适应紧张的日程安排，抽出时间锻炼，在自动售货机前做出选择），在餐馆里（点餐，与朋友分餐），在车里（选择改为步行或者骑自行车，系好安全带——哦，这是必须做的，没有商量余地，还有开车时不看手机也一样）。

今天只选择一件事情，唯一一件。如果你能开始意识到这些选择点的存在，你就可以开始做出改变，养成良好的习惯。

做出好的改变

心理学家认为，我们的行为决定了我们的健康。但即使你知道应该做什么，并不意味着你真的会去做，就像老生常谈的借口"我知道我应该锻炼，但……"。

改变是好事，但前提是你已经准备好了。那你要怎么确定自己已经准备好做出改变？美国罗德岛大学癌症预防研究中心的行为改变导师詹姆斯·O. 普罗察斯卡（James O. Prochaska）博士和他的同事发现行为改变可分为以下几个阶段：

· 前意向阶段
· 意向阶段
· 准备阶段
· 行动阶段
· 保持阶段
· 终止阶段

"如果你还没准备好，就像在没有土壤的情况下建造一个花园。"普罗察斯卡博士说。

▷ 前意向阶段

这就是所谓的"怎么才能从沙发上爬起来"阶段。如果你处于前意向阶段，你甚至没想过让自己的生活做出改变。也许你有着以下任何一种或全部想法：

·我永远没法减肥，哪怕5公斤也减不下去，为什么还要费那个劲呢？（感到绝望。）

·我戒不了烟。我以前试过很多次，毫无效果。（感到无助。）

·锻炼对我来说不属于优先事项，至少我现在没时间。（否认存在问题。）

·我随时可以戒烟，但我现在不打算戒。（同样，否认存在问题。）

走出前意向阶段，是行为改变过程中向前迈出的一大步。很多人从未离开这个阶段。

你的妻子唠叨让你戒烟多半没什么用，其实她自己也知道没用。但生活中发生重要事件很可能突然促使你采取更健康的做法。子女或孙辈的出生会使你想法大变，诊断出重病也一样，但为什么要等到那时候呢？

不得不承认，对于卡在前意向阶段的病人，我们作为医生提供的帮助还不够。我们没有时间为病人提供生活方式的建议，让他们仔细考虑后做出决定。但即使只是几分钟的医生建议，例如关于锻炼的建议，也会带来巨大的变化。

库珀健美操研究所的研究人员发现，如果医生能给出几条友好的建议，比如发简讯、打几通电话，再结合健康训练，就能产生很大的效果，让不爱动弹的成年人从懒人沙发上爬起来，开始活动。

遗憾的是，我看到病人从前意向阶段发展到积极改变行为的另一种原因，是患上重病后幸存下来，比如心脏病发作或中风，或者收到可怕的诊断结果——他们做出改变只是因为想活下去就必须这样做。我们都认识患上重症肺炎开始担心肺癌并因此戒烟的朋友，或者拼命工作的高管在心脏病发作后变成健康生活的典范。

如果你的医生跟你提起吸烟、体重超标或缺少身体活动的问题，千万不要觉得受伤。有些医生可能会觉得病人并不想听他们再唠叨这些问题，但我刚刚提及的研究表明，事实恰恰相反。有一项研究询问了病人对就诊过程中对医生所说的话有何感受，结论是病人很乐意接受基层医生关于生活方式的建议，他们会把行为改变归功于"医生说的"。

也许诊室里的小小建议对你来说就足够了。知识是一种强大药物，会推动我们从完全没有想过改变行为的状态发展到实际尝试一下改变，看看是否有用——然后进入改变行为的下一个阶段。

但是让我告诉你一点内幕消息。每一位医疗服务提供者（无论来自医院还是私人诊所）都有记分卡，由病人给医生打分。也许你收到过电子邮件或纸质邮件发来的调查问卷。我们作为医疗服务提供者非常需要这方面的认可。所有的医疗系统管理者都会仔细分析各位医生得分如何。

有人因此而担忧，如果医疗服务提供者关于改变生活方式的建议过于强硬、过于直言不讳、过于"伤面子"，病人给出的评价可能不太好。所以有些医生只会"转弯抹角"地跟病人提及生活方式的问题。这是我观察到的情况。

▷ 意向阶段

当你处于意向阶段时，你正在等待一个奇迹的时刻——你说自己希望做出改变（比如戒烟、减肥、涂抹防晒霜、每日摄入维生素 D、少喝点酒），你正在认真考虑这样做，但你尚未向前迈出第一步，尚未真正去做。

在这时候，你正处于自我挣扎的状态。你权衡利弊，希望有利的一面能够获胜。例如，你认识到如果自己不再坐在餐桌旁边，而是站起来去街上散个步，你就能在这一天做些锻炼。你想象自己前往一家餐厅，点了低脂餐。你看到自己在生活中做出健康行为，实现了你希望做出的改变。

这个奇迹的时刻怎样才能出现？要是我们知道就好了。你的动机是什么？这就是最关键的那块拼图。能穿上中小号的衣服？把买烟的钱省下来？无论是什么，你必须看到自己正在走向成功。动机来自你的内心。这将促使你进入改变的下一个阶段。

▷ 准备阶段

就在眼前。你决定在接下来 30 天之内采取行动。这已经不仅仅是个想法，你已经准备好做出改变。你下定决心要做出改变。在这个阶段，也许你甚至做好了行动计划。吸烟的人可能会设定一个戒烟时间。打算锻炼的人可能会去附近的健身房或步行道看看，或者买双结实的步行鞋。

你认真考虑了改变行为，你看到自己开始着手去做，而现在，你已经准备好真正采取行动。

▷ 行动阶段

就是这样。你认真考虑并做好准备后，正在实践行为改变。你减少了饮食分量。你不再吸烟。也许你按照医生建议的频率检查血糖。你正通过温水疗法缓解纤维肌疼痛。无论你采取了什么行动，都值得祝贺！

成功本身就是一种回报。也许你会发现自己又回到原本的模样，但一个哈根达斯冰激凌并不意味着你为减肥做出的努力完全失败。你可以减少下一餐的卡路里。即使重新开始吸烟也不能算彻底失败。你可以从放弃的经历中吸取教训，再次前进之前你可能会后退一步。很多人发现自己从行动阶段后退到准备阶段，但不太可能后退两步，回到意向阶段。

▷ 维持阶段

一旦你把这些改变融入自己的生活，你就进入了维持阶段。不过，没有什么事情是一帆风顺的。你会继续努力实践新的行为，但这不再是个挣扎的过程。你知道什么会使你倒退（一道看起来很美味的甜点，或者生活中带来压力的事情），但你会关注这些触发因素，你知道如何应对并保持警惕。你取得了很大进展。有些人会一直停留在这个阶段。

▷ 终止阶段

在终止阶段，诱惑因素不再探头探脑。你绝不会再抽烟了。油炸食品？忘掉吧。喝点酒，一杯就够。你每天做的第一件事情就是服用降压药。你会不假思索系好安全带。你定期参加周一和周四的健美操课。

无论你产生意向、为之准备、进行实践和采取行动的改变行为是什么，现在这种行为对你来说就像刷牙一样自然而然。这是真正的行为改变的最后一步。

你的家谱是否健康？

对于家谱缺乏了解可能会使你付出生命的代价。而另一方面，了解你的家族健康史有助于成为对自己负责的病人，也许还能帮助你避免医疗问题。病历中如果没有家族健康史是不完整的。

路易丝阿姨是怎么去世的，威廉爷爷有心脏病吗？这些问题真的很重要吗？没错。

我们知道，10% 到 15% 的结肠癌患者有这方面的家族病史。我们也知道，父母一方或双方存在酗酒问题的话，子女有 25% 的概率也面临滥用酒精的风险。糖尿病和高血压也有家族遗传的风险。

这并不意味着你命中注定要患上家族中出现的疾病。正如我之前提到的，生活方式会在疾病的发展中起到很大作用。掌握这方面的知识，你会更谨慎地关注自己的生活习惯，更认真地对待早期健康筛查。

在下次家族团聚时，了解一下和你有血缘关系的亲戚们的健康史——他们是怎么去世的，他们是否体重超标，他们是否患过任何不寻常的或无法解释的疾病。这些知识也许会拯救你的生命。

这并不是说认真负责的医生不能发现并治疗早期阶段的疾病，但他们工作太多，忙得不可开交，异常症状也不一定会出现在他们的关注范围内。如果你作为病人能说"医生，我想告诉你我的家族病史"，这会引起医生的注意，并为你提供适当的治疗。

如果路易丝阿姨在不寻常的情况下去世，没有人能确定原因——而且那是很多年以前的事情——有些线索也许能为你带来帮助。如果你在家人团聚时听说，她做手术时再也没有醒过来，可能是因为麻醉剂产生不良反应。你自己也可能发生这种情况。如果你们有血缘关系，一定要把这件事告诉你的医生，在你准备做手术时尤其要告诉你的麻醉师。在这种情况下，某些手术中你会受到非常密切的监控，也许你可以选择脊柱阻滞代替全身麻醉。是的，很简单，但是能救命。

追溯你的家族健康史，你的祖父母、叔祖父母、叔叔阿姨、堂（表）兄弟姐妹，当然，还有你的父母和兄弟姐妹。尽量了解一些重要细节，包括他们的性别、出生和去世时间、疾病和后续健康状况、确诊病情的年龄，以及他们的死因。也要注意生活方式的因素，例如，他们是否吸烟或体重超标。

你需要收集和保管好自己和子女的病历（直到子女成年）。病历中应该包括你的家族健康史。尽可能地了解你的家族病史。也许有一天，在需要做出拯救生命的医疗决定时，这些病历将起到重要作用。

我的生活方式处方

做出改变并不容易，也不一定能坚持下去，但肯定值得一试。

你的目标是什么？你想改变什么？读过这本书之后，也许你会在一个或多个领域中从前意向阶段进入行为改变的更高阶段。你正在阅读关于健康的书籍，仅仅这一点就说明，你肯定有意向改变生活中的某个方面。

我们将针对生活方式的每一个主要领域，更深入地了解行为改变，我会尽我所能帮助你克服障碍，养成更健康的习惯，度过更健康的生活。你可以先迈出一小步，在改变的各个阶段循序渐进，这样做的优势在于，随着时间的推移积跬步以至千里。

但首先，我要带你进入诊室。你将学到，怎样讲话你的医生才会听，我会告诉你我在医学院里不曾学到的经验教训。你会成为对自己负责的病人。（而且，现在你甚至还不用脱衣做检查！）

第 *3* 章

怎样讲话，你的医生才会听

没有人教过医生倾听，但病人说的话值得倾听。

有个问题是医生每次都应该问你的，但实际很少问，这个问题是什么？

如果你的医生愿意花时间和你讨论你的健康，你可以认为自己很幸运。一些有经验的临床医生可以在几分钟内确认你的主要健康问题。但你需要和你的医生谈话，面对面，不用脱衣检查——而你的医生需要倾听。下面会告诉你为什么。

在进行一次全身检查时，你的医生首先应该向你提出这个关键问题：你感觉怎么样？或者，情况怎么样？

认真对待这个问题。医生是真的需要知道你的健康状况是否发生了任何变化，所以你要诚实地回答。如果出现明显问题一定要提出来，比如体重增加或减少、早上头痛或者睡眠中因为头痛醒来、吞咽困难、呼吸急促，诸如此类。你的医生会问你是否出现腹痛、小便问题（尿不出或尿不尽）、肿块、难以愈合的溃疡、长期咳嗽，以及无明显原因的持续性疼痛。

如果你是新来的病人，很多医生会要求你填写一份综合调查问卷，包含各种各样的问题——一般会趁你在候诊室等待时完成。如果你的医生在定期体检时没有和你一起查看过完整的体检表，每次务必填写一份问卷。这也许会暴露出一些你需要在检查中提出的健康问题。

现在，如果你觉得你的医生没有问过你任何这类问题，也许你需要找一位能做到的医生——或者和你现在的医生一起合作努力，成为一名更负责任、更积极主动的病人。让我们来看看，你应该期待医生怎样做，你怎样才能让就诊的过程效果更佳。

为什么有人不愿去看医生，为什么他们应该去看医生

当然，我假设你会根据自己的年龄定期进行体检。我们都认识某个九十岁的老太太，几乎成为健康长寿的象征，一辈子没去看过医生——至少在几十年前她的孩子出生后就没再去过了，甚至生孩子时她也不"需要"医生。但这并不具备代表性，也不明智。

另一些人，主要是男性，认为去看医生是一种软弱的表现，所以男人们像躲避瘟疫一样躲避医生，即使他们认为自己染上了瘟疫也不会去。美国目前流行无需预约、无需等待的诊所，让看医生变得更快更方便，但人们在面对任何涉及医疗的事情时，仍然习惯于往后拖。

人们不愿去看医生的原因并不神秘。这些借口听起来是不是很熟悉？

· 我太忙了。

· 我没事。我知道我是怎么了。我在网上看过。

· 我在尝试家庭护理（或者膳食补充剂，或者替代医学），似乎有效。

- 我不想让医生告诉我戒烟戒酒。
- 医生帮不了我。
- 我害怕打针。
- 我不想等半天。
- 我负担不起，这不在我的医疗保险范围之内。
- 我不想知道。
- 我没有医生。
- 我真的很好，我不需要这些医疗的支持。

当然，还有个老生常谈的说法，"我不认为我的症状严重到需要看医生""我挺好的"。

有一项与一组病人进行晤谈的研究曾在《英国医学期刊》（*British Medical Journal*）发表。很多人觉得自己的症状并没有严重到需要治疗，但这些人最终确诊为心脏病发作！他们曾经怀疑自己的问题是否属于胸痛或消化不良，并希望不适感会自行消失。如果症状出现在周末或晚上，这些一无所知的心脏病患者称，他们尤其不愿意在休息时间寻求帮助。

如果有人面对心脏病发作这种危及生命的严重疾病也不会寻求治疗，他们肯定也不会定期进行基本体检，而且他们会继续找借口不去做。

与诊室里接电话的人员交流时，你不必告知病史，甚至不必讨论你为什么想去看医生。你的目标是预约医生，仅此而已。不要因为需要预约打消去看医生的念头。如果你有紧急需求，告诉他们，他们会帮你的。

如果你对这样的互动不满意，可以要求找医生的护士、执业护理师或医师助理，他们会和你谈一下，要么立即做出评估，要么在几个小时内给你回电话。这就是他们一直以来的任务，是他们管理医生预约工作的一部分。一般来说，接电话的人员是预约服务人员，而非受过医学培训的专业人员。你可以告知自己的需求，或者要求与更高级别的专业人员谈话。

充分利用就诊的 16 分钟

平均就诊时间只有 13 分钟到 16 分钟，有时会达到 20 分钟。你可以充分利用这宝贵的几分钟，也可以坐在那里浪费时间，那样医生也无法解决让你来到医院的真正问题。事实证明，很多病人（大部分是男性）直到医生握住诊室的门把手准备离开时，才终于提到大便有血或胸痛的问题。

为了充分利用这 16 分钟时间，尽量成为早晨第一个病人。医生精力更充沛、比后面更准时。这样有机会让医生在你身上花费更多的时间。你不会喜欢被安排在马上就要吃午餐的 11∶30。你肯定没办法准时进去。另一个选择是成为午餐后的第一个病人。坦率说，体检的最佳时间是感恩节后第二天、圣诞节之后那周，或者其他节日前后；没人想在假期看医生。这种时候大多数人都不太关注自己的健康。

带上你认为医生可能需要的一切东西。事实上，最好提前发送病历，但也要随身带上你的病历（三孔活页夹、医学影像的光盘、X 光片），尤其是当你去见一位新医生时。我将在后续章节中更详细地讨论病历相关内容，因为这一点真的非常重要——你需要保管好自己的病历，并了解怎样通过患者门户网站访问病历。

当你去看医生时，你的期望是什么？经常会有一些研究询问候诊室里的病人，他们这次就诊的目的是什么。等病人看完病后，研究人员会再次询问他们的期望是否得到满足。大多数病人希望医生能倾听他们的想法，讨论一下他们的担忧。他们认为这样的医患关系有助于双方围绕治疗方法达成一致。病人也希望和医生讨论怎样保持健康，降低患病的风险。

有意思的是，研究发现，如果医生花时间与病人谈论病情，病人可能不需要处方药物。有些医生会匆匆写好处方，从处方簿上撕下或者交给病人家附近的药房，然而大部分病人其实根本不需要处方。

如果你希望尽可能找一位愿意在你身上投入更多时间的医生，可以选女医生。研究发现，一般来说女医生更愿意倾听，看病时间也更长。

▷ 没有说但也忘不掉

美国加利福尼亚大学戴维斯分校的研究人员在《内科学文献》(*Archives of Internal Medicine*)上发表的文章称，"沉默是金"这句话不一定是正确的，而病人在诊室中未能说出口的话不一定会被他们忘掉。这项研究发现，9%的病人有问题想问医生，但没能问出口。之后，他们的症状改善情况较差。病人希望获得更多的医疗信息、进行体检、接受诊断测试或计划、使用新药或转诊给专科医生——但他们未能提出要求。

这是谁的错？

类似于这些病人，无论你是不敢说出口还是单纯忘了问，有一种方法可以确保你的问题得到回答。我建议你在预约就诊的一两天之前通过患者门户网站发邮件或信息给你的医生，提醒医生你感到担忧的主要问题是什么。比如说：亲爱的琼斯医生，我的预约就诊时间在周二。我现在特别担心持续不断的咳嗽和腹部疼痛。

这样可以让医生了解你目前的情况。不同于很多人的做法，我并不建议你带上一个长长的健康问题清单，因为这会使关注点转移到你是否需要吃鱼油这种次要问题上，以至于晨间头痛这种更加重要的问题反而不会得到太多关注。但一定要带上你正在服用的所有药物的清单，包括服用剂量和频率、每一种是谁开的处方、为什么会开，也要列出草药、膳食补充剂和你自己购买的不需要处方的维生素。

▷ 谁来教医生倾听？

事实上，没有人教过医生怎样倾听，医学院里也没有教过。《美国医学会杂志》(*JAMA*)上的文章称，专业教师们一致认为，医学院学生和住院医生几乎没有获得关于职业所需的人际互动的有效培训。医学中的人道主义只能在病床旁边传授。这里就是我磨炼技能的地方，也是我作为妙佑医学院教授指导别人的地方。

新冠病毒在医院中的流行，严重影响了病人和医生之间非常重要的病床边互动。如今的医学院学生无法观看德高望重的教授示范医患互动的过程并从中获益，穿着全套防护装备与病人晤谈也缺乏人情味。

一些医学院会教授晤谈技巧。医学生与其他学生、医学院教职工和经过训练的演员一起进行角色扮演。这样可以教会学生一些宝贵的技巧，比如把自己介绍给病人，进行眼神接触。但在戴上手套和面罩、穿上全身防护服的情况下，这种人与人之间的"接触"变得很难。

《参与医学杂志》（*Journal of Participatory Medicine*）上的一项研究观察到，病人认为经常进行眼神接触的医生更讨人喜欢，更能感同身受。很多非语言社交方式，比如握手或拍拍后背，都属于医患关系中的重要环节。我们希望医生使用病人能理解的语言。可悲的是，通过远程医疗进行医患互动时，这些人际交流会受到负面影响。

在病人的病历上写下高胆固醇血症的诊断结果很简单，但在医生解释这个临床术语是指胆固醇过高之前，病人可能完全不明白这意味着什么。然后医生再进一步解释胆固醇是什么，以及它会怎样增加心脏和中风的风险。接下来则是怎样降低胆固醇（这是另一章的主题，病人为什么不去做他们应该做的事情，即使他们明知自己需要这样做）。

如果你的医生使用了你不理解的术语，务必先停下来问一下："你指的是什么？"或者"你能帮我搞明白这对我意味着什么吗？"

我们作为医学院的教职工，正在努力向学生们传达这样一种理念：医患关系应该是一种合作关系。我们在狭小的诊室和办公室里与病人会面。这样的环境往往不会令病人感到舒适自在。确实，并非所有医生都是优秀的沟通者，但显然我们可以教会医学生们更好地处理这种面对面的交流互动。

如今很多医学院都会保存经验丰富的临床医生对病人进行评估的视频，以及住院医生、实习医生和医学生与病人晤谈的视频。医学生们可以学到怎样做是有用的，怎样做没有效果，以及如何确认病人担忧的问题。

角色扮演对于医学教育产生了巨大的影响。我们一般都会效仿导师。如果他们遵循特定的医疗流程，他们的学生自然而然也会照做。在过去几代人中，有些导师并不能算很有效的沟通者，这方面的技能也原样传给下一代。然而，如今已经不能再"一切照旧"，病人也不能再容忍基层医疗服务提供者沟通不畅的问题。

在诊室里医患互动的过程中，我们的任务是帮助病人讲述他们担忧的问题。病人可能会因为尴尬而不愿提及无法达到性高潮或无法勃起的问题，他们会以咳嗽或感到疲劳为借口来看医生。一位好的医学倾听者会帮助病人吐露前来就诊的关键原因，并且不至于在就诊快要结束时才做到这一点。

医生需要成为侦探。病人不一定会把我们需要知道的事情告诉我们。因此，我们要从病人的眼神交流、肢体语言和声音变化中寻找线索。还有其他我们可以观察到甚至闻到的迹象也会为我们提供额外的线索。这就是为什么远程医疗存在一定局限，我将在下一章中讨论这种全新的重要就诊方式。

例如，如果一名病人自诉咳嗽，并承认自己烟瘾很重，敏锐的临床医生会根据现有情况综合判断，更全面地检查咳嗽的问题。强烈的烟味是一个迹象，病人口袋里的一包香烟是另一个迹象。谨慎小心的医生可能会怀疑情况比单纯的咳嗽更严重，要求病人进行适当的检查，比如 CT 扫描。

另一方面，忙碌而烦躁的医生如果观察能力和晤谈技巧都很一般（或者通过远程医疗看病），也许就注意不到某些关键情况，只开了咳嗽药处方就把病人送走。

▷ 什么会使病人心情愉悦？

进入诊室时，要明确知道自己担忧的问题是什么。你有何症状？你不需要了解所有的医学术语。告诉医生具体情况，不要抱怨没地停车和电梯太慢之类的琐事。预先写下一些提示会为你带来帮助，因为时间压力和医疗环境带来的压力，病人有时会忘记一些细节。

病人需要家人和朋友的支持和鼓励。如果有人陪你一起进入诊室，请让他们明白，他们只要旁观就好，不要插话提出自己的偏见和担忧。毕竟，他们不是病人，你的需求才是最重要的。病人应该坐在医生旁边，而不是让家人坐在病人和医生中间，这有一种干涉的意味。现在这是你的时间。

医生在晤谈结束之前要提出以下重要问题："你还有其他担忧的问题吗？有没有需要进一步讨论的？有没有什么事情我们没有谈到？"这意味着看病的过程即将结束。在你离开诊室的路上，到前台拿一张医生的名片。

你有没有试过和一个根本没在听的人谈话？那真的很难。语言线索和非语言线索都会让你感受到沟通中存在问题。在就诊过程中，医生可能展现出良好的倾听和沟通技巧，也可能完全不理会你，只是在电脑屏幕上浏览你的电子病历、摆弄鼠标、接电话，或者有工作人员敲门打断你们。

美国北卡罗来纳大学的研究人员在《美国家庭医生委员会杂志》(*Journal of the American Board of Family Practice*)上发表的文章探讨了医生可以怎样改善与病人之间的沟通，以及这些技巧是否会改善病人的预后。

他们的发现表明，感到满意的病人会记住医嘱、认为就诊过程很愉快、愿意遵循治疗方案，并且对医生抱有信任。从长期角度看，这些病人的生活质量得到了提高。那么，这些医生究竟做了什么使病人心情愉悦？

这些医生会表现出同情，给予安慰和支持。就诊时间一般更长，医生会花费更多时间了解病人的病史并解释治疗方案。他们会表现出幽默感，关注病人的感受和情绪。这些成功的医生能使病人心情愉悦，也愿意把时间花在健康教育上。他们会友好地与病人分享信息，以这样的话语总结就诊过程："现在让我来简单概括一下我们刚才说的。"

如果你的医生没有做出总结，那就由你来做："就我理解，我们的计划是，我要服用这种药物，如果我在 10 天内感到疼痛得到缓解就告诉你。""我要去前台让他们给我安排超声波心动图，然后我们下周预约时间看看结果如何，对吗？"

在非语言方面，良好的沟通者会通过点头和身体前倾——所有集中注意力的外在表现——体现出他们对病人的关注。他们不会交叉双臂或双腿，而是以肢体语言表明他们正在倾听。

没有什么魔法，就这么简单。

专业的倾听者一般会面对病人，始终保持眼神交流，不会被寻呼机、呼叫器、敲门声或者候诊室的噪音干扰。这是你的时间，不应该受到各种干扰因素的影响。如果我作为病人去看医生时，医生回复寻呼机或接电话，我个人会感到非常恼火。

你的医生应该注意倾听，保持身体前倾的专注姿态，偶尔记下一些意见和相关事项。你的医生不应该只忙着在笔记本或台式电脑上把信息录入你的电子病历，尤其不应该一直不面对你。

▷ 如今的医生正在电子化

如今，医院会保存电子病历。你会看到护士和医生用平板电脑或笔记本电脑查阅你的病历或列出你的药物清单，这样很好；或者查找你之前的血糖检测结果，这样也很好；又或者查看你在过去十年内是否打过破伤风疫苗，同样很好。这些都属于电子病历的重要功能。

虽然这种技术效率很高，但也会在你和你的医生之间造成隔阂，甚至连医疗专业人士也认为这些系统很麻烦。我们不喜欢任何妨碍我们提供优质医疗护理的东西。根据兰德公司（RAND）的研究结果，医生们普遍将记录电子病历视为一项文书工作。不幸的是，数字技术这条恶龙占据医生的时间超过了医生与病人面对面交流的时间。这一点值得思考。

你可以这样跟医生说："我知道你要把我的各种信息输入电子记录，但你能不能在转向电脑之前先听我说？"

如果你问医务人员是否喜欢使用电子病历，他们会一脸纠结。这些系统原本承诺省时高效，所有记录都保存在同一个位置且易于访问，但事实并非如此。如果基层医生在医疗中心使用一种电子病历系统，你的专科医生在心脏病诊室登录另一种系统，而两个系统无法互相访问，这也谈不上高效。

电子病历的使用（诊室中用起来很不顺手的第三者）如今已融入每一位执业医师的医务工作中，虽然它在一定程度上提高了效率，但也会使患者面临更多的挑战。让我来解释一下。

在很多医疗中心接受治疗的病人可以很方便地访问自己的病历，包括实验室检验数据，他们可以看到医疗图像（比如 PET 扫描图），听到医生的陈述。很多患者门户网站也允许病人在线查看检验结果。让病人了解自己的健康状况很重要，但这种访问方式也会带来一些痛苦的误解。

举例来说，很多血液测试有一个正常范围。根据不同检验方法，血钠的正常值在 134 到 142 之间。然而，对绝大多数病人来说，血钠浓度升高到 143 或 144 并无临床意义，对于健康没有影响。

我记得有一位病人在夜里很晚的时候联系她的医生，因为她访问自己的病历时被这个检验值的微小变化吓坏了。其实这个数字完全不重要，医生向她保证没有问题。

让我再告诉你们另一个更加痛苦的例子。一位四十多岁的先生做手术切除肝部癌变组织，效果很好。他的一项肝脏血液结果轻微异常，医生已经跟病人解释了这一点。病人回家后，在谷歌上搜索了这项轻微异常，了解到这可能意味着骨癌。其实这个病人不属于这种情况，检验值升高是因为其他原因，但病人度过了一个痛苦不安的周末，以为肝癌扩散到了骨头。

这就是我们得到的教训。正如我们会去找持有专业证书的金融专家和会计师，搞清楚美国401（k）养老计划中的细节区别，对实验室研究和诊断测试进行解读时，我们也需要医疗保健专业人士的洞察力和判断力。

▷ 细菌恐惧症还是常识？

我没有上过这方面的科学课程，但是想一想，有多少细菌在医院诊室和候诊室中传播，这些场所整天都有人来来去去。即使针对新冠病毒进行了清洁消毒，人们戴着口罩保持社交距离，病菌仍然会附着在任何硬质表面上，也许能够存活好几天，直至沾到另一只毫无戒心的手上。我们对此确信无疑。

在家里，细菌最多的地方其实是厨房水池和冰箱把手。几乎可以说，你不如在浴室吃饭更好。手机和电脑键盘就像厨房水池一样糟，甚至更糟。在公共场合，门把手、电梯按钮、自动取款机按钮和购物车都沾满了细菌。不过我有点离题了。

由于细菌在我们的环境中无处不在，你在医疗场所也会碰到。研究认为，医生的听诊器是导致细菌在病人之间传播的罪魁祸首。

怎么小心都不过分。在医疗场所要经常洗手消毒。在任何其他地方也一样，尤其是流感季节。如今，消毒点随处可见，所以在进入和离开任何医疗场所时，把免洗杀菌洗手液涂在手上并来回揉搓。

医生履行的最重要的行为准则之一就是正式洗手。这标志着身体检查即将开始，也是对病人表示尊重——更不用说卫生方面的问题。也许你会不好意思开口，但这样说是完全可以接受的："医生，如果你能在检查我之前先洗手，我会不胜感激。"

你可能会看到医疗服务提供者把免洗杀菌洗手液涂在手上，而不是用肥皂和水正式洗手。在新冠疫情期间我们了解到，使用免洗洗手液清洁双手是一种可以接受的方式，酒精溶液可在一分钟内杀灭 99.9% 的细菌。你在医院和诊所里尤其容易面临风险——我们作为医生也一样。

▷ 男医生还是女医生，年轻医生还是老医生，这一点重要吗？

选择男医生还是女医生纯属个人选择。大多数研究表明，女性患者面对女医生一般会感到更自在，当然这也是可以理解的。我有个好友是一位著名的肿瘤学家，他的基层医疗服务提供者是一位女医生。他发现她会认真倾听他的话，敏锐关注他担忧的问题，全面评估他的身体状况。

性别确实会产生一定影响。根据《美国医学会杂志》上发表的一项研究，女性基层医生在病人身上花费的时间更多（平均多两分钟），也比男医生更愿意积极沟通合作。

约翰·霍普金斯医院的研究人员在过去 30 年中对男医生和女医生进行了对比研究。在本章开头，我提到一个医生每次都应该问但实际很少问的问题：你感觉怎么样？根据这项研究，虽然男医生和女医生都会传达类似的医疗信息，但女医生会围绕这个问题进行更多情绪方面的讨论。

种族又扮演了怎样的角色？同样是约翰·霍普金斯医院的研究结果表明，如果你和你的医生属于同一种族，你对医生感到满意的可能性更高。研究人员推测，病人在可以选择的时候往往会选择与自己同一种族的医生，这样他们更愿意信任医生，也会感到更自在。也许这里存在一种内在的归属感。你也会看到，美国需要更多来自不同种族和民族的医生，才能满足人口多样化的需求。

如果由同一种族的医生给你看病很重要，在选择过程中务必把这个因素纳入考虑。病人感到满意时更愿意遵循治疗方法并坚持后续随访，而且，虽然医生不太愿意承认，这样病人在出现医疗问题或不良后果的情况下提起医疗事故诉讼的可能性较小。

现在我们要提出的问题是：什么样的医生才是好医生？你在选择医生时会关注哪些特质？感同身受和细腻的沟通远比性别或种族更重要。

关键在于，病人希望自己的话语有人倾听，无论他们的性别或种族如何，或者医生的性别或种族如何。事实上，病人正在对医生说："让我感觉自己很重要。了解我担忧的问题。别放弃我。看看我。我很害怕。我吓坏了。我需要你的帮助。"

如果你和医生之间的化学反应不是很好，如果能量或业力不能协调一致，你当然有权去找另一位医生。这个过程可以不知不觉地完成，这是一种很常见的做法，当然也是你的权利。

不知你还记不记得 20 世纪 90 年代初的一部电视剧《天才小医生》（*Doogie Howser, M. D.*），尼尔·帕特里克·哈里斯（Neil Patrick Harris）饰演少年天才医生杜奇·豪瑟。如今，对于我们这些还记得那部电视剧的老家伙来说，医生们看起来越来越像年轻的杜奇医生了。他们看起来年轻是因为他们确实很年轻，但这并不意味着他们缺乏经验。你的爸爸妈妈可能不喜欢年轻医生的行事风格，因为他们在病床边接受的培训是另一种风格。这样医患关系可能不会很好。年轻医生聪明伶俐，但他们也许不符合你父母的期待，因为他们已经习惯了那种和蔼可亲的家庭医生。这只是我的个人看法。

诊室里面（隔帘后面）

想象一下，你坐在诊室里，医生进来跟你打招呼，做了自我介绍，然后询问怎么才能帮到你。你开口之后一直把话说完，医生没有打断你。你认为大多数病人如果不被打断会说多长时间？

《英国医学期刊》上发表的一项研究介绍了针对这方面进行的试验。研究人员要求医生不要打断病人，同时使用隐藏的秒表计时，直到病人用类似于这样的话结尾："你怎么看，医生？"

平均讲话时间只有 92 秒，大多数病人（78%）会在 2 分钟之内结束。一般来说，老年病人讲话时间更长。医生们认为病人提供了重要的治疗信息，不认为有必要打断病人，但这一点是他们被迫了解到的。

在实际就诊过程中，医生会在大约 20 秒后打断你。

除非你说得很快，否则最关键的是把自己担忧的问题讲出来，而不至于因为医生热心插话只说到一半。如果医生打断你的话，我想你可以这样说："医生，我很感激你这么热心，但请让我先说完我的想法。"这种态度很合理，你可以明确表达出自己的观点。

如果你是个有条理的人，你的医生会很高兴，比如像我之前提到的那样提前发送简短的备忘录。你也可以考虑随身携带另外一些东西：笔和纸，甚至一位朋友。请把医生的话写下来，这样做是完全可以接受的，我会鼓励这种做法。而更好的做法是，在你专心和医生谈话的时候，由你的朋友帮忙做笔记。如果你愿意带上你的配偶、姐妹或乐于助人的朋友当然最好，但很多人对此感到不自在。

有些病人要求使用手机录制就诊视频。考虑到保密原因，这样做不太合适，录制音频就没问题。

这样做也有一定缺点，家人或朋友会出于好意介入医患关系，炫耀他们在网上新发现的医学知识，或者插话提到他们自己的就医故事；而优点则是你们可以（一起）记住和理解医生说的话。

我经常看到病人有很多家庭成员陪同。一般来说，当我见到我的病人时，他们正处于非常艰难的时期。他们往往患上了危及生命的重病，而他们的支持群体是治疗中非常重要的一部分。每个人都必须一起参与进来，病人在做出决定时也需要他们帮忙。

不过，定期检查时病人一般会单独前来，你可以随意做笔记或者在手机上记录交流过程，也可以要求医生重复一遍你没听明白或不理解的内容。

下面是一些实用且合理的问题：

· 我的诊断结果是怎样的？我身上发生了什么？

· 你建议采用哪种治疗方法？我有哪些选择？

· 针对这样的病情，我现在应该做什么？

· 我可以在哪里进一步了解我的病情？

· 我的病情合理的预期发展情况是怎样的？你认为我的病情在三到六个月之内会发展到什么程度？如果我什么都不做会怎样？

如果医生给你开了处方，也许有必要提出下面这些问题：

· 这是什么药？治疗什么疾病或症状？

· 我应该服用多少药物？我应该什么时候服药，怎么服药？这种药我应该吃多长时间？

· 可能出现哪些副作用？

· 我怎么才能知道它是否有效？

· 这种药物是否会与我摄入的其他药物、维生素、膳食补充剂或草药之间产生互相作用？

· 如果我忘了服药，该怎么办？

· 价格是多少？（如果太贵，是否有仿制药或合适的替代药？医生可能不了解价格，尤其是你在电视广告上看到的那些新药，价格可能贵得吓人。）

你的药剂师可以回答一些关于药物的问题，但最好还是先问问你的医生。别等到从药房回家之后才开始阅读药品标签或处方附上的打印资料。如果你有什么疑问，或者想不起来医生说了什么，打电话给诊室。护士可以找医生问到答案并反馈给你。

▷ 病人希望（和需要）听到的内容

无论你是因为什么走进医生的诊室，你知道自己想从医生那里听到什么，如果你没有从医生那里得到答案、安慰和指导，你会觉得这不是一次成功的医患互动。如果你可能无法遵循治疗要求，或者稍后可能因为病情恶化不得不打电话给医生，不必感到不好意思。

医生口中说出的"别担心"并不能代替可靠的信息。我不在乎医生有多忙，有多少个电话要接，有多少个病人坐在狭窄的诊室或候诊室里排队，医生的时间和注意力应该放在你身上——这是我们的工作。首先最关键的是，病人是你。你可以决定自己是否要感到担心。诚实地回答你的问题，关键意义在于减轻你的恐惧。

有些病人去看医生，希望医生能给他们开个处方，然后一切都会好起来——仿佛药物可以解决任何问题。研究表明，希望接受药物治疗的病人拿到处方的可能性要高将近三倍。如果医生认为病人希望服用药物，病人拿到处方的可能性增加了十倍。

这就是为什么病人无论是病毒感染还是普通感冒，都会拿着抗生素处方走出诊室，即使他们其实只需要喝点鸡汤（这方面将在另一章中讨论）。医学界越来越担心抗生素耐药性的问题，因为病人会要求使用强效药物，希望医生给他们开个处方，而医生即使明知这对病人没什么用也会照办——因为医生害怕让病人空手离开。那么，用知识填满他们的大脑怎么样？毕竟知识也是一种效果强大的药物。

另一个值得关注的问题是病人要求使用某种具体药物，因为我们在电视、纸媒和网络上看到越来越多的直接面向消费者的药物广告。那些颇具吸引力的广告推销"随时等你的小药丸"或者"紫色小药丸"，诱使你专门请医生开出这些药物。我曾发现按处方购药比例高达 30%，说明病人要什么药医生就开什么药——无论这些药物是否合适。这就是不利之处。

　　而有利的方面则是，病人受到电视广告的激励，在治疗中会更加积极主动（我在这里尤其要提到治疗勃起功能障碍的药物）。如果你和你的医生可以从新闻标题或药物广告开始展开对话，那就更好了。聪明的医生会抓住这段对方虚心受教的时间讨论你的整体健康状况，我希望你们能花点时间探讨所有的选择。越来越多的男人为了拿到伟哥走进诊室。面对这么积极主动的病人，聪明的医生正好顺便测量一下血压和胆固醇水平，然后根据情况开出伟哥和其他药物的处方。

　　治疗勃起功能障碍的药物也可以通过配备了医疗筛查员的网站购买，无须亲自去做医学筛查或者检验就能买到，我认为在这些情况下，病人未能得到良好的服务，医生本来有可能发现导致勃起障碍的原因（比如高血压）。我尤其非常关注为男性和女性提供激素治疗的网站。

　　你也会看到通过远程医疗进行网上心理健康咨询的广告资讯，我强烈建议任何关注心理健康问题的人寻求专业人士的指导。在网上咨询的情况下，只要网线另一头的心理健康咨询师是具备资质的专业人员，就无须进行当面检查。（但你怎么知道对方是不是？）

我的预防处方

　　我建议你在进入诊室之前，为这次短暂而高效的会面做好充分准备。不要让任何事情妨碍你完成你的目标——不要让医生的寻呼机或手机、朋友跑题的问题、网上那些古怪的东西，或者一些琐碎的担忧占据这段时间，而是要首先关注促使你前来看医生的重要问题。

　　你最担心的问题是什么？你来见医疗专业人士是为了一个具体的医学问题，无论是疼痛、担忧，还是定期体检。你的医生应该礼貌地听你用自己的话解释你的担忧。在你把情况说完之前（一般只需要几分钟时间），不要让医生打断你。换而言之，你去医院是为了讲述你的情况，医生应该倾听你的话。

作为临床医生，我们可以查看病历、X 光片和检验结果，但我们还需要了解整个情况的其余部分——只有认真倾听病人的讲述才能做到这一点。

作为病人，你有责任为这次信息交流做好准备，准备内容包括了解自己的病史，这意味着要带上可用的病历，以防医生的电子病历系统上找不到，或者出自另一个医疗保健系统。我们都会随身带上新冠疫苗接种记录，对吗？要么是纸质卡片，要么在手机里面。为什么不能也带上重要健康记录的副本呢？

选择医生时，你需要感受到积极的化学反应，需要感受到医生确实关心你——重视病人的健康幸福。很明显，坦率、诚实、开放地分享信息也是至关重要的。医患关系应视为一种合作关系，一种保护你的健康的关系，在必要时团结起来对抗常见的敌人：不适、疾病或残疾。

准备好你自己的病史和家族病史，意识到你有责任让医疗保健系统真正关心你，然后你就可以走进任何一间诊室讲述自己的情况，让你的医生倾听。

第 *4* 章

鼠标里有医生吗？

癌症的治疗不是在互联网上进行的。

你围绕生活方式和健康做出的决定可能是生死攸关的决定——你自己的生与死。你希望得到最好的意见，最新、最可靠的医疗建议。除了医院，你还能在哪儿找到这些内容？你可以从网上获取不错的医疗建议，但你必须是个懂行的人，让这些东西为你带来帮助而非伤害。

我的一位病人差一点去世，因为他的妻子在一个非官方的替代医学网站上购买了她认为安全的"免疫系统刺激剂"。我们正在为他治疗脑瘤。她丈夫病得很重，令她感到绝望。他的病情和治疗严重削弱了他的免疫系统，她以为这样做有助于提高免疫力。

事与愿违，他差点因流血过多而死，因为他的处方药物与她在网上购买的假药产生了相互作用。他们相当尴尬，肯定也非常担心，承认了他们之前做的事情。我通过简单的搜索引擎就确定了这种所谓特效药的成分。

这其实是一种血液稀释剂，根本不是免疫系统刺激剂。

互联网会为你带来好处，也会为你带来坏处。这是一把双刃剑，可能引起灾难性的并发症。这个故事的经验教训是，在网上购买药物和医疗用品要小心谨慎，并与你的医生和药剂师一起确认所有药物之间的相互作用。你摄入体内的任何东西，都应结合你摄入的其他所有物质慎重考虑。

指针、点击、治愈

互联网正在改变医患关系。如今病人可以上网访问我们医生在专业期刊上读到的医疗信息。当这些病人进入诊室讨论他们的医学问题时，会以更深入的理解为基础，他们正在改变医生的执业方式。

不过，一次又一次的调查结果证实，病人更信任医生提供的信息，而非来自互联网和其他来源的信息，比如日间电视节目、书籍、报纸和杂志文章。互联网并不会破坏我们努力的成果，而是可以进一步改进医患关系，但医生必须帮助病人找到互联网上最值得信赖的地方，否则他们就不得不把宝贵的时间用于讨论眼前几页电脑打印纸上并不适合病人的治疗方法。

解决办法也许是由医生提供带注释的资料，引导病人访问值得信任的网站，或者建立自己的网站，链接到获得认可的信息中心。当然，互联网上也有很多认真撰写并经过充分审查的消费者健康信息资源。危险在于，病人可能通过搜索引擎进入未知的领域。问问你的医生，他们愿意给你开出哪些网站的"处方"。

我建议你在网上搜索医疗或健康信息时，选择门户网站，这样可以立即找到一连串经过审查且可信任的网站——而不要通过一般的搜索引擎查找，比如百度、雅虎、谷歌或必应。

例如，你可以在大型医疗中心的网站上开始搜索，比如妙佑国际医院MayoClinic.com 或医疗在线 MedlinePlus.gov（美国国家医学图书馆和美国国立卫生研究院运营的网站）。在这些网站上，分门别类给出了关于疾病和健康状况的丰富内容，同时提供决策支持工具，帮助你了解和应对慢性疾病，比如偏头痛或糖尿病。

另一类值得信任的网站是政府门户网站，比如 cdc.gov、health.gov、healthfinder.gov（你可以通过这些门户网站或信息中心链接到内容丰富的各种网站）。我也不会忽视由制药公司的教育赠款资助的网站。当然，制药公司生产的药物所治疗的疾病涉及他们的既得利益，但他们针对这种疾病也拥有强大的病人信息库。他们会与非营利组织进行合作或提供资助，以期发挥宣传作用。你可以阅读他们提供的信息，但要认识到他们会出于私利希望你使用他们的药物。

健康服务机构网站是寻找特定疾病信息的最佳网站。美国心脏协会（heart.org）、美国癌症协会（cancer.org）、美国糖尿病协会（diabetes.org）和美国肺脏协会（lung.org）都属于非营利组织，它们唯一的任务是收集和传播关于特定疾病的信息。你可以使用并支持这些网站，信任它们提供的信息。

▷ 怎样评估互联网上的医学资源

美国联邦政府的国家补充与整合健康中心（nccih.nih.gov）给出的指南可以帮助你评估任何网站或应用程序上提供的医学信息。下面是指导你进行搜索的一些要点：

如果你是第一次访问某个在线健康网站，或者下载了一个新的应用程序，向自己提出以下问题：

是谁运营这个网站或手机应用程序？ 任何完善的健康相关网站或手机应用程序都应让使用者了解是谁对这个网站以及其中的信息负责。赞助方应明确标注在网站的每一个主要页面上，并在网站主页添加链接。如果你很难找到赞助方，赶紧离开。如果你从未听说过这个赞助方，点击关闭网站。

这个网站的目的是什么？ 这个问题与网站的运营者和拨款者存在关联。很多网站上都有"关于网站"或"关于我们"的链接或标签。如果有的话，点击阅读一下。网站应明确说明此网站的目的，从而帮助你评估信息的可信度。

信息来源于哪里？ 很多健康或医疗网站会发布从其他网站或来源收集的信息。如果信息的来源不是负责该网站的个人或组织，应明确标注原始来源。这条信息是否以值得信赖的科学研究为基础？是否引用期刊和资料？迈阿密海滩的"舒服博士"不能算一个良好的原始资料来源。《美国医学会杂志》上的同行评审研究可以算。

基于证据（也即基于研究结果）的信息，应与一般建议或意见明确区分开来。对于宣称是"开心的患者"的推荐或"治愈方法"的第一手资料，要保持怀疑态度。

信息是否保持及时更新？ 网站应定期审查和更新（每两年一次是个合适的频率）。医疗信息保持更新尤其重要。应明确列出最近一次更新或审查的日期（一般在文章结尾）。即使某条信息没有发生变化，你也会知道网站所有者最近是否进行过审查，以确保信息仍然有效。

这个网站会收集哪些关于你的信息，为什么？ 网站一般都会跟踪用户访问路径，以确定访问了哪些页面，但很多健康网站会要求你"订阅"或"成为会员"。在某些情况下，也许是为了收取用户费用，或者收集与你担忧的问题有关的信息。在所有情况下，这样都会把你的个人信息交给这个网站，要谨慎小心。

任何可信的健康网站在要求你提供这类信息时，应明确告知他们会和不会怎样使用这些信息。很多商业网站会向其他公司出售其用户的"汇总数据"（收集数据）——比如用户中患乳腺癌的女性所占比例。在某些情况下，他们可能会收集并再次使用个人身份信息，比如你的邮政编码、性别和出生日期。

要确保你阅读并理解网站上的任何隐私政策或类似文字，不要注册任何你不能完全理解的东西。有些健康保险公司会给投保人一个密码，用于访问一些医疗信息网站。你可以充分利用这些网站，但不要给出自己的信用卡号或医疗保险号码。

保存你的病历副本

如今出现了前所未有的情况，自己保存一份病历也许真的能拯救你的生命。诊室里的纸质文件夹不再是唯一一处保存你所有病历的地方。事实上，那些纸质文件夹已逐页扫描，放入我之前提过的电子病历（EMR）。

你的健康记录随处可见。你的家庭医生知道你上次注射破伤风疫苗的时间，妇产科医生了解你的巴氏涂片检验信息，皮肤科医生掌握了你三年前从脸上切除可疑色素痣的实验室报告。如果你曾经住过院，他们巨大的病历室里会保存你疝气手术的住院记录；无需预约的诊室有你上次喉咙痛的记录；医院急诊室记录了你因为手臂骨折或胸痛就医的情况。

无论你的健康状况如何，绝对有必要收集自己的医疗健康史，整理自己的病历档案。

为什么？你需要这份档案的原因有很多。首先，你需要确认文件中所有信息都是准确的，尤其是你告诉医生的信息。我见过实验室报告放错档案，两个名字相似的人错拿了对方的检验单，而医生会转述错误的信息，录入你的文件。

但为什么这些事情很重要？

你可能需要把自己的病史和过去的治疗记录提供给一位新医生。如果新医生做出的治疗决定是基于记录错误或者单纯放错档案的信息，又或者根本没有信息，那显然毫无意义。

也许你正在寻找像我这样的专科医生征询第二诊疗意见。如果能从病历中了解到整体情况，我们会非常感激。稍后我会告诉你一个因此拯救了生命的例子。

假设你正想投保人寿保险或健康保险（投保健康保险时，之前已有的疾病不在承保范围内）。保险公司会要求你签署一份许可，允许他们查看你的病历。你不想先确认一下内容没问题吗？你希望持续关注哪些信息提供给了谁，是否遵循了美国健康信息管理协会的规定。

如今有很多不同的医疗服务提供者，检验结果通过传真、电子邮件或云存储发送，CT 扫描通过数字信号传输，你的个人病历会分散在好几个诊所、药房和医院的计算机系统中。这些电子病历并不互通。如果你去看过不止一位医生（很多人都是这样），在危急时刻收集整理所有重要信息会成为一场噩梦，甚至根本不可能。

有些患者会把重要病历的纸质副本保存在三孔活页夹中。如果你要去其他城市的另一个医疗保健系统征询第二诊疗意见，或者如果你的病情复杂，或者如果你要去看一位不在网络上的医生，这样做会带来很大帮助。

▷ 怎样收集病历

现在就开始保存你的病历。下一次去看医生时，要一张含有你的医疗信息的表格，填写并签名。即使收取少量费用，这笔钱也值得。如果你无法拿到病历，联系你所在地区的卫生部门。这是你的权利。

索取所有相关资料的副本，包括 X 光片和其他诊断结果、实验室检验报告和其他报告，以及医生之间的沟通记录。你可以请医生把这些记录复印并寄给你。医生也可能雇用服务人员为你复印记录（收取一定费用）。你也许可以从诊室或医学影像中心拿到 MRI 或 CT 的光盘。任何关键信息都不应放在患者门户网站上。

每次去看医生（包括专科医生）或者住院时都要这样做（如果你做了手术，病理报告很有用），不断收集并汇总你的病历。

如果你现在已经不去看以前的医生了，也要搜集这些病历，索取你的病历副本。如果医生卖掉诊所、退休或者转到另一个医疗保健系统中，可能需要一些时间才能找到你的病历。

看病时随身带上关键病历，以防万一你的档案"放错了地方"、网上找不到，或者存在错误。这也是那个越来越厚的三孔活页夹带来的另一个好处。

想象一下，如果你正因为某种疾病接受治疗，或者正在跟踪胆固醇水平、甲状腺激素水平或其他血液检测结果，而医生找不到可用于对照的病历，你会感到多么恐慌。这种事情真的发生过，相信我。

我曾经治疗的一位女士，她的女儿可以说是拯救了她的生命。这位女士来到我们的诊所之前，已经在很多城市里看过很多医生。她的女儿在母亲治疗这种危及生命的疾病的过程中，用活页夹保存了大量完整的病历。在病人走进我的办公室时，我已经拿到了我需要的一切资料，了解到迄今为止他们做过的努力以及结果，可以帮助她做出拯救生命的治疗决定——多亏了女儿的勤奋，否则我们会浪费宝贵的时间，重复已经尝试过的治疗方法。

另一位病人在定期体检中看起来情况良好，只有胸部在 X 光片上发现她肺上有一个硬币大小的斑点。我们自然而然觉得这东西很可疑，准备进行一次大手术。然后我们找到了一位十五年前给她做过检查的医生。当时拍摄的胸部 X 光片上也有同样的斑点。那就没有必要做手术了。但如果没有更早的病历用于对照，我们不会了解到这个情况。

你也许不会遇到这么危急的情况，但有时如果掌握了早期胸部 X 光片或乳房 X 光片（用于对照），或者前列腺特异抗原（PSA）水平、血细胞计数、甲状腺或肝功能的实验室检验结果，或者成人免疫接种记录，对于你是否需要治疗会产生关键影响。

一位 65 岁的病人，PSA（一种筛查前列腺癌的血液检测）结果为 3.7。没问题，对吧？正常值的范围是 0 到 4。大多数医生会说："谢谢你前来检查，明年再见。"但这位病人随身带了病历，仅仅一年前他的 PSA 还只有 1，这意味着血液浓度在一年内增长了四倍。所以即使他的检验结果处于正常范围之内，我们还是安排了活检，及早发现了癌症，然后通过手术治愈。如果没有他的病历，他会在通往晚期前列腺癌的道路上再往前走一年。

除非有朝一日任何地点的任何医生都可以在你的允许下访问云存储中的通用电子病历，或者我们每个人都可以把病历放在手镯或项链里的微型电脑芯片中随身携带，否则我们仍然需要处理分散在我们曾经去过的每个诊所和医院里的纸质和电子病历（对我们大多数人来说是从出生到现在的所有医院）。这是个极大的挑战。

在你可以通过网络空间中的一站式服务点处理所有的病历之前（即将实现），要保管好你的病历。

某些关键病历应始终随身携带。例如，如果你有任何心脏问题，在你的钱包或手提包中保存一份心电图（EKG）副本。向你的医生要一张长条心电图。这是一张 1 米长 7 厘米宽的纸条。把它折叠成信用卡大小即可。

比如说，你因为胸痛来到急诊室，医生给你做了心电图。让我们假设情况比较复杂，你正在离家几千米之外的地方度假。如果医生能比较两次的心电图，你更有可能得到更好、更快、更准确的治疗。

我也建议胸部 X 光片异常的病人在手机里保存一张照片。上面可能会显示出一片无法取出的子弹或霰弹碎片。机场和其他敏感场所的金属探测器会拍到这些东西，你需要解释一下。你也可以把这些信息保存在医疗警报徽章或手镯中。装有心脏起搏器和心脏支架的人一般会在钱包里携带这些装置的详细说明卡片。

请你的医生简单总结一下你的病情，然后用印有医生信息的信纸把这些内容打印出来。随身携带这张纸（可以和你的药物清单一起保存在手机中）。有些病人会用 U 盘保存病历副本，使用任何电脑都可以访问（旅行时尤其方便）。

当然，你也可以随身携带新冠疫苗接种记录的纸质卡片，并在手机中保存相关信息。

▷ 怎样保护你的隐私

你的医疗信息属于敏感信息，应该只在你和你的医生之间交流。但由于你的病历不再只存储于诊所里那些熟悉的彩色文件夹中，你的个人医疗信息可能会通过传真或电子邮件即时发送到世界各地。

除非你能采取适当的预防措施，否则你的私人医疗信息可能并不安全。跟医生和医务人员谈一谈怎样保护你的隐私。美国 HIPAA 法案（1996 年的健康保险流通与责任法案）要求他们尊重你的隐私，每次就诊时会有人让你在一份表格上签字，确认你已被告知他们会为你的医疗信息保密。

面对面：讨论你的隐私问题。最关注隐私保护的人可能有某种可怕疾病的家族史，他们希望能对此保密，尤其是对雇主保密。大多数人都希望对于任何涉及性传播的疾病（包括艾滋病），以及怀孕和心理疾病保密。确保自己理解并同意你的诊所关于信息发布的隐私政策。如果你不希望因为保险报销的缘故提供医疗信息，那就不要签字同意。你可以选择全额自费。书面确认哪些人可以访问你的病历（比如配偶可以，前妻或前夫不可以，成年人或儿童可以或不可以）。

语音信箱：你去看医生这件事本身就是保密的。最大的担忧是家里或工作地点有除你之外的其他人听到来自诊所的电话留言。体贴的医学专业人士只会留下基本信息，比如："我是海蒂，我找约翰逊女士，请回电话给[办公室电话号码]。"如果你有一些具体要求，希望医务人员在何处怎样为你留下关于检验结果、跟踪随访，或者只是预约就诊的相关信息，务必在你的病历上留下这方面的说明。

患者门户网站： 在线访问你的患者门户网站。诊室医务人员可能会给你一个访问代码，然后你可以设置自己的密码。在这些门户网站上，你可以给医生和其他医务人员发信息；你可以查看自己的血液检测结果，比如胆固醇和甲状腺水平；你可以跟踪自己每次就诊的血压数；你可以查看各种扫描报告和病理学报告；你可以确认下次预约就诊的时间。你的医生也可以向你发送疫苗接种到期的警示。

如果你不太懂电脑技术，请诊室给你讲解一遍登录过程。你最好习惯这个平台，因为这也是你远程医疗预约就诊的入口。

邮件： 你的医生可以通过邮件通知你检验结果或者提醒你下次就诊的时间（很多医生会这样做），但你也有权要求打电话。

▷ 检查和更正你的病历

作为病人，你绝对有权检查你的病历，并取得副本。但有些医务人员可能会拒绝你的要求，他们单纯只是不习惯病人要求查看病历（尽管这样的要求正变得越来越常见）。

首先查看一下患者门户网站可以访问你的哪些病历，有些可能会显示你每次就诊的病案。如果有不正确的内容，请医生更正一下。确保病历中包含你的家族病史、紧急电话号码、目前使用药物、过敏情况、疫苗接种、器官捐献想法以及预立医疗指示。

确保病历文件完整，并且所有信息都是关于你的内容，而不是另一个和你名字一样或类似的人。

如有必要，检查并更新你的健康保险信息，检查你签署的所有授权提供医疗信息的日期——提供给谁及原因。根据需要更改或删除。

鼠标联系：远程医疗的现状和未来

随着 2020 年新冠病毒感染不断扩散，预防措施（包括居家隔离）使得大多数常规就诊和慢性病管理（比如糖尿病、高血压和心脏病）的病人不愿面对面就诊，医院也会关闭或限制来访。这种情况成为远程医疗登上舞台的基础。新冠病毒彻底改变了网上提供的医疗服务。

在此之前，远程医疗在医学界还是个稀罕事，几乎没有相关实践。技术上很简陋，保险报销的风向也令人迷惑，大多数医生并不愿意扩展心智带宽或者进行技术投资，让这个过程开始运行。

疫情导致美国颁布了《新冠病毒援助、救济和经济保障法案》（CARES Act），保险公司同意支付远程医疗服务的费用，远程医疗已明显成为主流，在大多数医疗渠道中占据了临床接触的三分之一以上。随着病人适应这种技术，70% 到 80% 的人表示对现状感到非常满意。然而，老年人和边缘群体仍然处于挣扎之中。

根据患者满意度研究，我们了解到人们对于通过智能手机、笔记本电脑、平板电脑和台式电脑获取医疗服务的接受程度越来越高（但也具有一些明显的限制和困难，无法取代由经过培训的医学专业人员亲自进行检查）。

相应地，因为很多常规非急需手术推迟或取消，医院也投入更多医务人员远程接待患者。这也使医疗系统——急诊科和 ICU——准备好接收和治疗新冠肺炎病人。

然而，由于医疗系统受到这种全球性流行病的影响，其他预防措施都被暂时搁置，比如通过结肠镜检查和乳房 X 光检查（减少了 70%）进行癌症筛查。缺少或推迟这些检查将对人们的健康和幸福产生明显的长期影响。

化疗减少，白内障手术减少，一般用于诊断严重问题的磁共振成像减少了 45%。我知道有个病人的膝关节置换手术推迟了三次。整体而言，从 2020 年 4 月开始，病人使用的医疗资源下降了 50%。

在同一个月，网上虚拟就诊服务达到惊人的 48%。远程医疗不再只是一种帮助农村病人或疗养院里虚弱的老年病人的工具。现在正是它的黄金时间。

▷ 不受新冠病毒影响的医疗服务

远程医疗是一种通过计算机提供医疗服务的方法，当医疗服务提供者接待病人时，病人可以在屏幕上看到医生，就像在手机上和家人视频交流。远程医疗被视为一种有趣的工具，但在新冠病毒出现之前从未真正被医学界广泛接受。

对于医疗领域的这种新技术，以前主要的使用者是距离医院很远的农村病人或者具有精神健康问题的疗养院病人，他们太过虚弱，无法前往医院（也很少有老年人精神病专家可以亲自出诊）。使用计算机也可以高效处理多动症儿童的医疗登记。

虽然有一小部分医生和健康管理人员看到了这项技术更广阔的前景，但是远程医疗从未真正被一般医疗服务提供者接受。病人也更希望当面就诊。

直到新冠病毒开始流行。

如今，通过鼠标联系医生已成为常见做法。对自己负责的病人需要了解这个有些混乱的领域，因为远程医疗将进一步被广泛使用。在新冠疫情期间就诊会使医生和病人更快地接受通过台式电脑、平板电脑、笔记本电脑和智能手机联系的方式，医疗保险也更快地将此纳入覆盖范围内。

在 2020 年春季的疫情高峰期间，有大概 97% 的医疗服务提供者扩展了远程医疗的服务方式。研究表明，一旦留在家里的病人适应了这项技术，他们的满意程度也会很高。

不过，这方面仍然存在很大阻碍。例如，大约41%的美国老年医疗保险受益人家里没有可以连接高速互联网的计算机，38%的美国老年医疗保险受益人（也就是1300万美国老年人）没有准备好通过视频看医生。即使有社会支持（比如一位了解情况的家庭护理员或家属）协助视频就诊，仍然有32%的老年人表示，他们不打算使用这项技术。

跟远方的孙子孙女网上视频聊天是一回事，通过患者门户网站联系你的医生完全是另外一回事。我即将为你提供一些这方面的建议。但我的专业意见是，如果风险很高，如果可能出现严重医疗问题，没有什么可以替代你的医生亲自检查。

值得记住的要点：远程医疗轻松方便，但我们付出多少就得到多少。作为购买医疗服务的人要谨慎对待这方面。很多病人并不了解哪些情况是可以医治的，哪些只是小小的不便。

▷ 怎样用鼠标导航看医生

对于能适应新技术的病人，远程医疗效果良好，但对于美国婴儿潮一代的某些人，新技术会带来无穷无尽的挫败感。因此，我们再次面对左右为难的困境。是时候让奶奶跟上技术发展的脚步了。

以下是远程医疗就诊的最佳应用方式：

开始了解患者门户网站。电子病历中的患者门户网站可视为一个电子邮箱，你可以在这里发送和接收来自医疗服务提供者的消息。这些平台大部分并不直观，不一定符合常识。你需要放下架子谦逊一点，在诊室里找个人给你讲解一遍。

练习使用医疗服务提供者的患者门户网站。医务人员会给你一个用户名和密码，并通过电话指导你在线注册，或者让你联系他们的技术支持人员。了解怎样查找预约，给医生或护士发送消息，查看就诊结果和检验结果，怎样查看是否有未读消息，尤其要了解如何通过在线购买补充药物。

安排预约。电话联系诊室，约好和医生通话或网上联系的时间。确认谁先联系谁。了解平台登录的详细信息，或者怎样点击电子邮件中的链接访问患者门户网站。如果你不太熟悉这些技术细节，可以观看网上视频，或者找个了解这方面的孙辈谈谈。为了实现语音交流，你需要一个配有麦克风的头戴式耳机、可靠的电脑扬声器、附近的电话线以及摄像头（这些装备可以购买并连接电脑，也可以是智能手机或 iPad 中的内置功能）。

在网络空间中，医疗服务提供者应该可以通过患者门户网站访问你的病历。你要视情况在手头准备好你在患者门户网站的病历号、医保卡以及任何与付款有关的文件。你需要知道药房的名称和实际地址，也要知道传真号和电话号，以备医生开处方。

远程医疗就诊期间要这样做：面对屏幕上的医生，尽量不要走开。如果病人不分心，也不需要靠房间里的另一个人帮助回答问题，虚拟就诊的效果会更好（对于一些老人和儿童，让其他人在场可能会有所帮助，尤其是帮忙做笔记）。虽然这是不言而喻的事情，但我还是要说一下：尽可能减少各种常见干扰，比如电话铃声、吠叫的狗、好奇的猫，以及需要关注的孩子。这种时候也不适合开门收快递。不要在开车的时候联系。（我是认真的，不过这种事也需要专门提一下。）

在大多数情况下，虚拟就诊并不等同于正式的医疗就诊。在典型的就诊过程中，病人会有六项主诉症状（我们医生称之为主诉症状，但这些其实是你希望讨论的六项最大的担忧和问题）。并非所有的情况都可以隔着屏幕有效处理，所以要明确提出、保持专注、具体讨论你最担心的那个问题——这次虚拟医疗会诊的主要原因。始终把最重要的事情放在首位。

你可以（用温度计）量体温。如果你有家用血压计可以自己测量血压，也可以到药房去量血压。如果医生问到你的身高体重，你应该知道这些数据。如果你正在（因为糖尿病）监控血糖，你家里会有血糖仪和检测试纸。

有些应用程序或装置有类似于心脏监护仪的功能。你可以买个小装置测量自己的心律。如今出现了越来越多的应用程序和家用装置，你不用去医院就可以告知医生自己的各种生命体征。如果你可以自行测量任何一种生命体征，在就诊之前完成，并把结果记下来。

准备好药物相关信息（把药瓶放在你面前），以及你要在网上和医生讨论的具体问题的病史：咳嗽是什么时候开始的？什么会导致你的疼痛好转或恶化？你的体重什么时候开始变轻？简明扼要，有针对性。这种时候不适合谈论你女儿的婚礼、天气如何或者足球比分。

在手头准备好医保卡、医疗保险号码以及其他财务相关文件。医疗服务提供者与你交流的时间很有限，所以不要浪费时间在包里摸索着寻找你的吸入药剂。将虚拟就诊视为一次针对性强、简明扼要的就医过程，专注于几个关键问题，不要涉及太多琐碎的细节。

如果你面对的是一位新的医疗服务提供者，务必确认这位服务提供者是谁（你就是某某医生？），他们的职业资格是什么（你就是基层医生说会联系我的心脏病专家？）；你也应明确地做自我介绍。通过你的出生日期或其他身份证明确认，正确的病人（你）联系到正确的医疗服务提供者。在某些情况下，服务提供者可能位于另一个地区、另一个时区，把你和其他病人弄混。没错，确实发生过这种事情。

虚拟就诊不同于朋友们喝咖啡时在一般对话中交换意见。让医疗服务提供者给出完整的病案附注，然后再一起讨论你担心的问题。记一下笔记，写下需要回顾的问题。对于后续计划要有个清晰的概念。你可以这样说："好的，等我们做完 X、Y 和 Z 检验后，我要怎样拿到结果，我该怎样和你联系，下一步是什么？"

其他关注重点：提前决定你是否希望其他人参与这次虚拟就诊。在某些微妙或敏感的情况下，比如围绕心理健康或行为问题就诊时，你可能不希望你的配偶或儿女参与进来。礼貌地请他们尊重你的隐私。

大多数远程医疗会诊会使用一种名为"屏幕共享"的功能，医生可以在他们的病案和你的医学影像、扫描结果和 X 光片之间来回切换。如果你没有拿到这些医学影像，可以要求查看一下。有时图片胜过千言万语。病人可以在患者门户网站上看到相关身体部位的 X 光、CT 和 MRI 检查结果，这些检查使用目前普遍采用的高分辨率技术。医生也可以查看医疗记录和验血结果，监控疾病发展并采取有效治疗。

这种屏对屏的远程医疗技术使病人可以参与到自己的医疗护理中，并且获得的满意度越来越高。但在天花板下洒下五彩纸屑、开香槟庆祝之前，我们需要放慢速度，切实检查一下这种技术。

作为病人，你应该期待虚拟就诊和当面就诊具有同样的专业水平和关注度。如果医疗服务提供者注意力不集中，你的就诊过程就可能会受到影响。

虚拟就诊往往结束得非常突然。当屏幕变成一片空白时，你可能感到怅然若失。确保你所有的问题都得到了回答，如果还有更多问题，可以继续联系诊室的医务人员。

▷ 屏幕的另一边

从医生的角度来看，远程医疗是什么样子？医生、护士或医师助理基本是在诊室里坐在桌边，看着屏幕。你的电子病历显示在医生面前。在现实世界中，医疗服务提供者会与作为病人的你进行眼神交流，也可能移开视线查看病历或医学影像。

当虚拟世界中的医生看向别处时，你可能产生一种医生漠不关心或心不在焉的印象。但要记住，这是一个用于提供信息的人工环境，医疗服务中的一些细微之处有时可能被人误解。也许医生正在另一个屏幕上使用鼠标浏览你的电子病历，或者用键盘搜索你的检验结果。

《远程医疗和电子健康》(*Telemedicine and e-Health*) 上发表了内布拉

斯加大学医学中心进行的一项研究，包括专科医生在内的医务人员普遍愿意接受远程医疗，尤其是心理健康专业人员，但大多数人也认为，远程就诊可能不是接待初诊病人的最佳方式。这种技术更适合复诊病人和后续随访。

医护人员也认为这种方式能够充分解决病人担心的主要问题，甚至完成他们觉得有必要进行的身体检查，并且表示他们可以与病人建立私交。

这是未来的趋势吗？当然。超过 97% 的人表示愿意在疫情隔离之后继续使用远程医疗（其中很多医疗服务提供者以前并没有使用过这种技术）。

当然，内布拉斯加大学的研究也提出了一些小问题，比如视频和音频质量不佳，于是医生和病人只能通过打电话完成这次就诊。

我的预防处方

我不认为医疗服务会恢复到新冠疫情之前当面就诊的状态，我确实不觉得。我们已经证明，通过虚拟就诊可以安全高效地为很多患有各类疾病的病人完成医疗服务。当然，做最初的诊断和检查需要病人前往医院，亲自接受医学检查；定期筛查、检验、做医学影像检查和抽血也一样，当然还有急诊的情况，都需要病人亲自去医院。

接受这项技术，因为使用鼠标看医生的方式将继续存在下去——至少你不用担心找不到停车位。

第 5 章

医学院不曾教过我的事情

世情百态是医生后来才学会的东西——有时要吃过苦头才能学会。

你大概也听过那个笑话：人们怎么称呼医学院最后的毕业生？答案是"医生"[1]。不过坦率地说，即使是那些成绩优秀的医生，往往也意识不到病人的需求。我们需要了解你，我们需要提出问题，而你有理由要求我们负起责任。

医生不是预言家，也不是空想家。让我们达成一致，建立以尊重为基础的医患关系。我们医生有责任这样对待你们，我们的病人。

我们作为医生所做的很多事情，与医学院教给我们的东西几乎没什么关系。世情百态是医生后来才学会的东西——有时候要吃过苦头才能学会。关于医学院不曾教过我们——但我在行医多年后终于了解到的事情，让我告诉你几个例子。

1　译者注："博士"的英文"doctor"也是"医生"的意思。

病人希望得到认可和倾听。就这么简单。要求你的医生把全部注意力集中在你身上，即使这意味着你不得不说："我知道你正在看我的病历，但能不能请你先看看我。"

大多数病人很难遵循治疗说明。尤其是如果你和医生讨论的是个令人情绪失控的诊断结果，比如癌症或其他改变整个人生的疾病，你可能记不住你们讨论的内容。即使是点痣这种小手术，大多数病人也记不住伤口护理的注意事项，从而影响伤口愈合。

我建议你就诊时用纸笔或手机应用程序做一下笔记，如果你没听清楚，请医生重复一遍，如果有什么不理解的，请医生解释一下，如果之后有任何不确定的事情，尤其是关于药物的问题，打电话给医生问明白。

在患者门户网站上查看医生的病案。如果你觉得医生在这里记录的内容和你听到的不一样，打电话给诊室。

病人希望查看并了解自己的病情。大多数病人和家属都对 X 光片、核磁共振成像、CT 扫描、PET 扫描和骨骼扫描非常感兴趣。你有权查看你的影像检查结果是什么样子。

看到手腕骨折或乳房肿瘤的图像，你可以想象自己身上发生了什么。请医生给你看看你的影像检查结果，并解释一下。医生会指出手腕骨折部位，乳房 X 光片上的阴影、堵塞的冠状动脉、导致膝盖疼痛的关节炎病变。

医生不一定是最了解情况的人。很多病人害怕提出问题，有些人相信医生是最了解情况的人，其实并非如此。但我们会努力与病人建立良好的医患关系，携手合作保护你的健康，在必要时向共同的敌人进攻。

情况不太好的时候，病人自己会知道。我们医生需要听取病人的意见。很多时候我们记录的"主诉症状"，比如疲劳，实际上可能是抑郁症，反映婚姻或经济状况出了问题。

医生也会犯错。你可以防止自己成为无辜的受害者。一位女士的 X 光片显示她肺部有个阴影，医生们讨论后建议进行诊断试验，可能会需要一次大手术。幸运的是，另一位医生非常仔细地为病人进行了身体检查，发现她胸口有一颗很厚的痣，这就是 X 光片上出现阴影的原因。

判读任何影像结果时，身体检查非常关键。确保医生看过你本人，而不仅仅看你的 X 光片。

医生知道你会住院多长时间，即使他们告诉你说不知道。病人总是问我："我要住院多长时间？"医生对这个问题会避而不答，但他们确实知道大概时间。当你初步诊断并入院时，这项诊断结果的住院时间一般都有个大概天数。我认为对你来说，知道自己会在医院待多久是很重要的，因为你必须安排照顾孩子、照顾老人、工作或喂狗的事情。如果你能看到隧道尽头，就能准备得更好。

这样问可以迫使医生表态："和我的入院诊断一样的病人，他们的平均住院时间是多长？"这个问题肯定会有答案。

医生不了解医疗费用。医生可能会给你开一种抗抑郁药的处方，他认为这对你有效。很好。然后你站在药房柜台前，得知这个品牌的药物不在你的保险公司药品报销目录上（售价 180 美元），你要怎么办？

很多人都发现，医生对于价格缺乏了解，所以在你离开诊室之前，先讨论一下同样的药物有无仿制药（你可能会发现价格从 180 美元变成 4 美元）。或者让药房打电话给医生，讨论有无价格较低的替代药。对于非常昂贵的药物，医药代表经常会为医生提供折扣券或样品；如果是没有仿制药的必要药物，问问你的医生是否有这些优惠。

得知我儿子的手指手术要花费 14000 美元，我非常震惊——我们都知道这个手术相当简单，而且是无需住院的门诊手术。我们在医学院里没学过关于医疗经费的课程。与医疗机构的业务经理谈谈钱的问题，大多数病人从未这样做过，但他们应该这样做，尤其是现在。一切都是可以商量的。

了解传统和文化

病人不仅仅是一张病历，或者"2307 房间患阑尾炎的女士"。所有的病人都把他们的文化、遗产、历史，也许还有几个世纪代代相传的虐待和忽视，以及贫困、战争和流离失所的后果，带到了病床边。医生在治疗患有任何疾病的任何病人时，都需要了解这些问题。当我们和病人讨论一种可能改变整个人生的疾病时，敏锐细腻地关注病人的一切情况尤其重要。

例如，73 岁的 C 女士来自一个亚洲国家，她来美国纽约州北部探望家人，在那里出现了严重的背痛。活检发现了她有进袭性肺癌。她在一家大型医疗中心接受了恰当的放射治疗，疼痛得到一定缓解。然而，因为疼痛不断加剧，也因为之前在妙佑国际医院进行了评估，她和她的家人来到罗切斯特市，我在诊室里见到了她。

经过仔细的身体检查发现她下肢虚弱无力，脊椎 MRI 显示肿瘤明显压迫脊髓。追加放疗不可能不对脊柱造成严重伤害。我们与技能精湛且富有同情心的外科医生开会讨论后得出严峻的结论：由于癌症扩散，不可能进行手术。

我们使用类固醇药物积极为她治疗，减少肿瘤周围的肿胀，希望能争取时间。化疗不适用，因为肿瘤排斥所有已知的治疗方式。

这是医疗的部分。

C 女士不会说英语，陪她前来的女儿同样只会说一种亚洲方言。幸运的是，我们找到一位可以流利使用病人语言的翻译。

我们了解到，最好不要提到"癌症"这个词，因为家属担心她会"彻底绝望并放弃"。所以我们按照家属的希望，使用"肿瘤"这个词，或者"阴影"和"斑点"，这些说法是 C 女士可以接受的。我们确实会从病人那里学到很多东西。

　　医生要面对来自世界各地的病人——有些地方我们几乎完全不了解——最恰当的做法是询问负责任的家庭成员，某些问题应该如何处理。"癌症"这个词在某些文化中会造成毁灭性的影响，因此需要改为使用恰当的措辞，同时告知家属病情潜在的严重性。这不是欺骗，而是恰当的同情和文化谦逊，要认识到很多病人的祖传背景存在细微差别。

　　如今，我们面对的病人也许代表着数百或数千年的历史、文化、压抑和传统。我们需要认识到，社区中的一些成员可能并不信任传统医学。我们医生需要理解这一点，我们需要陪伴每一个人同行，并支持他们认为合适的决定。

　　不，医生不一定是最了解情况的人，我们每天都会从病人那里学到不少。

第 *6* 章

怎样成为对自己负责的病人

只有一个人真正关心你的健康幸福，那就是你自己。

美国人会对这个标题感到震惊：《成为医院里的病人可能对你的健康有害》。美国医学研究院（Institute of Medicine）在二十几年前进行了一项全国性研究，结果表明每年大约 98000 名病人因医院的医疗差错而死亡。根据时间较近的研究结果，医疗过失导致的死亡人数甚至可能更高，但耶鲁大学医学院的一项研究认为真实数字也许要低得多。

即便如此，病人确实会在医院里死去。医疗服务提供者可能犯下各种错误，比如对实验室检验结果判断错误、输血的血型不合、给错病人处方、开错剂量，以及手术部位错误，例如患病的是右腿或右肾，切除的是左腿或左肾（或者类似的成对身体器官）。

医院可能是个危险的地方

毫无疑问，在过去几年中，医院一直承受了巨大压力，我们希望近期能有所缓解。新冠疫情使人们开始关注医疗服务提供者穿戴的防护装备（尤其是口罩、手套和防护服供不应求）。我们经过惨痛的教训才认识到个人防护装备的重要性。

即使有了这些防护措施，即使医疗服务提供者穿戴个人防护装备、注意洗手、使用杀菌免洗洗手液，病人仍然可能在医院感染，有时甚至是致命的感染。

无论哪种类型的医疗过失——手术部位错误还是洗手不规范——在如今的医院里，医疗过失是个严重问题。但究竟是什么引起了这些问题？这个领域有多少专家就有多少答案，不过我也想试着解释一下。请记住，我是想要解释这个问题背后的一些原因，我知道不能为医疗过失找借口。

医学信息的发展变化速度几乎和互联网一样快，每天都有新药投入市场，因此，任何一位医学专业人士都不太可能及时了解所有的最新研发情况。当病人服用多种药物时，这方面尤其重要，因为其中某些药物可能相互作用并带来危险。

病人需要积极了解并明确知晓自己目前服用药物的剂量、频率和原因，但我们不能指望病人和家属能够理解各种药物之间复杂的相互作用。这就是为什么医生、药剂师和护士需要密切合作，监控各种药物在体内发生反应时可能导致的任何不良副作用或相互作用。

同样，如前所述，有必要进行明确的医患对话，讨论开出哪些药物处方并让病人服用。相比在已经很长的药物清单上再增加一种，我们医生需要尽可能把药物减少到最低限度。

在医疗保健行业不断发展的同时，医疗设备的复杂性也不断增强。目前很多身体部位可以进行活检，这在过去是无法实现的。通过超声和CT

扫描引导活检的技术，可以从器官中取得微小的组织碎片，比如胰腺和深埋在腹腔或盆腔中的淋巴结。以前，有些病人需要进行腹部大手术才能取得这类组织。机器人在如今的手术室里已成为一种常见技术。

现在这类手术过程更加安全。医生可以将各种类型的管子置入肠腔，这可能引起感染的风险。静脉染料检验如今很常见，但在以前属于罕见的医疗诊断方法。但每一次侵入式检查，从采血到大型手术，都会为病人带来风险。要知晓并理解你面对的风险。

医护人员工作繁重，医院和诊所人手不足，新冠疫情进一步加剧了这种情况。所以我们需要承认疲劳因素会产生影响，包括一般 12 小时的轮班延长到 14 或 15 小时。同时，医护人员也会感染病毒，这显然会导致更多的人为失误。

病人及其家属可以保持警惕，与医护人员一起做出重要决定。你可以（也应该）询问负责照顾你的医护人员为什么要服用某种药物，你有权知道为什么某项检验是合理的。如果你感觉这些问题的答案不对劲，或者在一定程度上感到不适，出于慎重你可以请医疗团队的另一位成员做出保证或给出解释。

另一个可选项：如果你（或你的家人）感觉身体出现问题，需要前往医院或急诊室，就诊时间安排在白天越早越好。这在现实中不一定能做到，因为心脏病和交通事故可不管当时是什么时间。但如果你能选择，日间就医远强于在凌晨 3 点走进急诊室。

▷ 美国并不是第一名（甚至不是第二名）

众所周知，尽管美国在药物和医疗技术方面取得了不少进步，作为一个国家，但我们在医疗保健领域做得并不算好。在婴儿死亡率、潜在减寿年数和男性预期寿命这些方面，美国排名靠后或接近最后。

尤其可怕的是，医源性损伤排在美国主要死因的第三位，仅次于心脏病和癌症。"医源性"这个术语意为"由医疗干预导致"。

换而言之，病人因为治疗而受到伤害。对于医生这个群体，这可不是个有趣的话题。

为什么会发生这种事？你在医院里面的时候（我自己也当过病人，所以我知道），一大群医疗服务提供者会与作为病人的你互动。实验室人员前来抽血；护士和其他人给你量体温和血压，比你想象的更频繁；你的医生，可能还有住院医生或医学院学生，会给你做检查；医护人员把你转移到轮椅上或床上；助理护士帮你去洗手间；还有其他人把药物交给你。

其中每一个人都是潜在感染的媒介。我们每个人都知道正确洗手的重要性，但处于医院繁忙的工作带来的巨大压力中，有时候不一定能做到。

作为病人，你拥有权利，其中一项权利就是让每个接触你的人——每一个人——都要先洗手，就在你面前这样做。

病人也有权利

在你就医时，可能由你的医生或住院医生（仅在住院部执业的专业人士）负责你的医疗护理，但你仍然要对自己负责。如果你作为病人住院，即使你可能以为自己只能任凭别人摆布，你仍然可以控制发生在自己身上的事情。

病人不喜欢在凌晨4点被叫醒量血压。他们真的很不喜欢一天抽五次血。大多数病人之所以忍受这种情况，是因为他们认为自己对此没有控制权。

好吧，其实你拥有控制权，你确实拥有这种权利。每家医院都有《患者权利法案》。如果入院时没人给你，找人要一份。与护理人员协商，告诉他们你不希望在睡着时被吵醒——在一天中的任何睡眠时间里。护士长可以作为你最好的代言人；找到这个人，确保你们双方达成一致。如果有不同的医生需要抽血，你可以要实验室一次完成。带上一位家人或朋友作为你的代言人，因为你可能状态不好，你毕竟是在住院。

医院有探视时间，但这是为了防止随便什么人都能在白天或晚上任何时候进入你的房间，侵犯你的隐私。没有什么能禁止你让一位亲密的朋友或家人坐在病床边，随时监控你的活动，帮助你做一些小事，比如拿水或切换电视频道，只要这个人不会妨碍你的医疗护理。尤其是如果你刚从麻醉中醒来，或者非常虚弱，无法真正传达自己的需求，我建议让你的代言人陪在你身边。

明智的做法是保持恰当的求知欲和积极性，与医疗服务提供者一起合作。有针对性地提出问题，比如本书下一章或其余部分列出的问题。在充满压力和焦虑的时候，我们很容易记不住自己想问的问题，也记不住医生的回答。这就是为什么我始终建议在病人的允许下，由一位代言人或家庭成员陪伴病人并代表病人行事。

很多医疗程序需要你签署知情同意书。你会收到一份文件，记录了你们之前的讨论、预期的治疗持续时间、可能的副作用，以及如果出现并发症应该联系谁。除非你所有的问题都得到了回答，否则先不要签字。

病人对于即将进行的医疗程序或手术总是有很多问题，他们想知道什么时候拆线或者什么时候可以回去工作。我们会面对各种各样的问题，医生或其他医疗保健从业者应该做好心理准备，耐心回答所有的问题。

有些医疗服务提供者找到一种比较轻松的做法，为你提供易于理解的小册子，介绍了很多手术的细节——从阑尾切除术到输精管切除术。很多医疗机构都备有这类患者教育工具，可提供打印版和电子版。但如果医生或其他医疗服务提供者只是递给你一本小册子，而不准备回答你的问题，这样做并不恰当。病人需要充分了解情况，才能做好准备，更好地从医疗护理中获益。

你应该索取一份出院总结的复印件（包括家庭护理、药物和跟踪随访的说明）。就像我之前提到的，你也可以通过患者门户网站访问所有这些信息。患者门户网站是你获取医疗信息的入口。

大胆提问

作为病人，你不希望成为医院感染或者医疗差错的受害者。你应该怎样做？

提出问题。永远不要认为所有医护人员都了解你和你的病史的所有细节，包括任何过敏或不良反应，尤其是涉及药物时。

在医生每次开处方时，询问每一种药物的剂量、服用频率，以及预期治疗时间。

了解你的治疗方法。例如，门诊病人接受某些类型的化疗需要六到八小时的时间。如果有一次你在两小时而不是六小时内完成治疗，你需要询问为什么会出现这种变化。

如果你正在住院，一名医疗保健从业者递给你一片药片，在那个人查看你的手环确认你的身份之前，先不要服药。想象一下，如果你旁边病床上的病人和你的名字类似，会发生什么事。提出问题：这是什么药？这是治什么的？如果你平时服用的血压药是黄色药片，而护士给你的是蓝色药片，把它吞下去之前先问问。如果医院技师给你挂上一个新的输液袋或输血袋，先检查一下上面是不是你的名字。

要做手术？如今，在你麻醉之前，外科医生会在预期切口位置签名。如果你是左乳房做的活检，你甚至可以让护士在右乳房上贴个手术用胶带，写上"不"。

如果医生给你开了处方，你却看不懂，不要直接认为药剂师能看懂。那些关于医生的字迹难以辨认的老笑话如今已经不再是问题，因为现在医生会把电子处方发送给药房。尽管如此，还是要询问医生药物的名称、用途，以及多久服用一次。按处方配药时与药剂师确认所有这些细节。你肯定不希望自己的死因是打印错误。确保你拿到的处方是开给你的——瓶子上是你的名字吗？如果是续方配药，药片看起来和上次一样吗？

从实用的角度看，了解你作为患者入院时要面对什么非常重要。这样如果情况不太对劲你也能知道。你可以提出以下问题：

· 我必须为某些检验禁食吗？

· 手术前和手术后我会遇到什么情况？

· 你预计手术后或住院期间我是否需要输血或使用抗生素？如果需要，我会需要多少血？什么时候输？

· 抗生素的名称是什么？剂量和频率？

如果可能，找人一直陪着你。

不要（总是）相信新闻标题

当然，互联网已经改变了关于接收和传播信息的一切方面。随着你按下按键或点击鼠标，你获得的信息会比想象中更多。正如我之前提到的，你只能信任由可靠机构维护的网站，你找到的信息应用于指引而非代替你和医疗服务提供者之间的讨论。

有时，晨报或晚间电视新闻会成为你的医疗信息来源，这可能带来问题。癌症的治愈方法出现在《今日秀》（*The Today Show*）上，至少你以为那是你听到的内容。医疗的发展进步每天都登上头条新闻。本地电视台主持人会提到"[在此插入疾病名称]新的治疗方法"或者"拯救生命的突破性疗法"。你继续收看，认真倾听，最终（可能）会听到所谓的突破只发生在实验室小鼠身上，这项技术还需要好几年时间才能进行人体试验，如果能发展到那个程度的话。

电视新闻上讨论虚假的新冠病毒治愈方法，我们从中什么也没学到吗？

让我们区分一下希望和夸大宣传。

实验室里的进展和实际临床实践之间隔着一条鸿沟。再加上媒体会迅速抓住他们以为是科学真理的东西，而事实上，"治愈方法"背后的科学研究此时还在慢慢发展，学术上和临床上都需要时间。在医学院里，没有人告诉过我们，病人会因为他们在电视新闻中听到的或者网上看到的东西对我们产生质疑。

如今随处可见关于新冠肺炎的真实新闻和虚构故事。找到原始来源，无论它是源自美国疾病控制与预防中心还是你所在地区或城市的卫生部门。

医学新闻可能令人困惑。当一项临床研究出现在当地报纸上时，信息已经过多次过滤筛选，你无法确定自己是否了解完整的情况。你的重点在于这个问题的答案：这个信息对我来说意味着什么？

新闻工作者应避免使用感情强烈的词语，比如突破和医学奇迹，尽管这种夸张的描述引人注目，有助于提升收视率和读者人数。主流医学新闻报道中很少使用这类词语。医学不断发展进步，但这种进步是缓慢而稳定的。癌症、糖尿病或多发性硬化症的治愈方法不会突然出现在明天的新闻标题中。

如今，任何治疗方法都要完成实验室和临床试验的前期工作，记录初步结果后发送给该领域的多位专家。如果专家判断研究结果是可信的，这项研究会发表在同行评议的医学期刊上。整个过程需要几个月甚至几年时间；我们作为参与医学研究的人员不会将我们的工作描述为医学奇迹，我们经历过很多你从未在新闻中读到的失败。

只有一种地方的新闻标题会出现关于癌症或普通感冒的治愈方法，那就是超市小报或互联网骗点击的文章。一些互联网聊天室、社交媒体或论坛上可能充斥着关于消灭某些外来疾病的讨论，这种事情不太可能迅速实现。

如果新闻工作者错误地解释一些初步发现，直接从实验室跳跃到主流医疗实践，就会引起问题。医学上的突破根本不会突然跃进，只会采取缓慢而谨慎的步伐。

你能相信你在新闻标题中读到的内容吗？

我建议你按照这些准则评估新闻媒体的标题，然后自行判断。

这项研究是否由大型中心里能承担责任的、具备资质的研究人员进行？ 请别误会我的意思。有时，相对不知名的机构中名不见经传的研究人员也可能发现问题的关键，但这种情况并不常见。所以如果没听说过这家机构、大学或医疗中心，或者没听说过研究人员的资质，你需要保持谨慎。

疫苗或药物是否通过随机临床试验进行了分析？ 也就是说，一些病人服用新的药物，另一些病人接受标准疗法，从而确认疫苗或药物是否真正有效，或者是否比标准疗法效果更好？如果没有对比试验组和对照组，很难确定某种东西是否"有效"。

有多少病人接受了治疗？ 为了确定一种治疗方法（比如手术或药物）的效果，临床试验中很可能需要数百名病人。如果只有十几个患有同种疾病的病人，你需要对结果保持怀疑。甚至，有没有用在人类身上，还是说这项研究只在实验动物身上进行？

赞助商是谁？ 如果新闻稿或新闻评述由一家制药公司独家赞助，你需要仔细分辨数据。制药界会与医疗界合作。医疗中心或大学这类机构如果没有资金支持，很少能有足够的财力进行研究。我们需要与投入资源的制药业协同合作。但我们也需要认识到，我们毕竟是活在现实世界中，有时经济动机可能导致人为夸大治疗方法的效果。

试验是如何进行的？ 换而言之，每一位接受治疗的病人都需要纳入考虑。假设新闻报道称接种流感疫苗的患者有 50% 从中获益，如果其他人出现某些问题，这是否有意义？

医学研究的进展可能慢得令人抓狂，也不太可能有个在地下掩体里工作的研究人员突然拿出彻底根治疾病 X、Y、Z 的方法。科学研究根本不是这么回事。

新型冠状病毒的 mRNA 疫苗出现的过程不同于所有的科学研究记录。没错，这种疫苗经过了彻底的验证。一些人挺身而出，在分阶段试验中接受疫苗接种，我们不知道他们的名字，但我们应该感谢他们。全世界都在等待疫苗，而药物开发中的每一步都没有落下。我甚至会用"奇迹"这个词来描述集中所有力量取得这一成果的速度。我会为这项令人难以置信的科学成就鼓掌欢呼。

也许从今以后，新型冠状病毒疫苗的开发过程会改变治疗其他疾病的药物进入市场的方式。

但对于某些主流报纸和杂志（而非超市小报）刊登的新闻标题，让我来告诉你一些内幕，在你下一次读到或听到所谓的治愈方法或其他突破时，你可以自行判断。

这个故事是关于鸡汤和普通感冒的。当你在冬天因为感冒打喷嚏、流鼻涕时，鸡汤会使你感觉好受一点。是因为妈妈在熬汤时灌注了关心爱护吗？是因为热气腾腾的香味和营养丰富的肉汁吗？还是因为别的什么东西？

内布拉斯加大学医学中心的科学家们针对"妈妈的汤"进行了研究，研究对象由首席研究员的妻子按祖传食谱熬制——在实验室里仔细控制各种制作条件。

虽然人们尚未完全理解普通感冒的起因，但普遍认为鸡汤可抑制身体自我保护避免感染时导致的炎症。斯蒂芬·雷纳德医学博士和他的同事们确实发现了这种现象——出现在试管中。

如果按照研究人员在实验室中评定的结果，鸡汤在试管中可以减少炎症，也许同样可以减轻人类的感冒症状。理论，推测，还需进一步研究。

这项研究结果在二十年前发表在美国胸科医师协会的《胸科》(Chest)杂志上，这些发现支持了所谓"食物即药物"的理论。然后新闻标题自然就写成了鸡汤可以治愈普通感冒。这不是科学家的发现，而是过于热情的新闻记者做出了错误解读。大部分狂热媒体甚至没有提到这项研究结果仅限于试管中的感冒病菌。

大学新闻界相关人员觉得那种失控的状况很有趣，作为损害控制措施的一部分，他们在大学网站上公布了"妈妈的汤"的制作食谱。在这种情况下这么做也不会造成什么损害，那年冬天患了感冒的人很可能都熬了一大锅鸡汤。

我还想告诉你们另一个故事：美国国家癌症研究所以这个标题发表了研究数据：《鲨鱼癌症使人们更加怀疑鲨鱼软骨药片》。有人认为鲨鱼具有超强的免疫系统，不会患上癌症，所以鲨鱼应该可用于治疗人类的癌症。大概就是这种理论。

在一项研究中，政府科学家试图证明鲨鱼软骨没有治疗癌症的价值。这次的研究结果进一步证实了妙佑国际医院和其他机构的临床研究，所有证据都显示鲨鱼软骨除了为绝望的病人带来虚假的希望之外并无任何价值。我们的研究结果为阴性。鲨鱼软骨没有效果，而且，显然鲨鱼也会患上癌症。广告商仍在推销虚假的治疗方法；在他们向你出示科学证据之前，不要把你的钱给他们。

有些人可能还记得苦杏仁苷的惨败。这种从杏核中提取的物质曾经被吹嘘为可以治疗癌症，在全世界有大量拥趸。与之类似，服用维生素 C 也被支持者视为另一种癌症疗法。我有幸参与了随机对照临床试验，结果表明无论是维生素 C 还是苦杏仁苷都完全没有任何效果。

医学真的在发展进步吗？是的，当然。只是癌症的治疗方法进展极其缓慢，反复停止又重新启动，即使最谨慎认真的科学家也会多次走进死胡同。然而，只要医学界坚持下去，不屈不挠，再加上一点点好运，如今也在取得令人震惊的成果，并出现在新闻报道中。

大约40年前，人们发现慢性髓性白血病患者有一条不正常的染色体，称为费城染色体。在几乎所有慢性髓性白血病的病例中，患者体内都能检测到一种特殊的酶，在急性淋巴细胞白血病患者中也有较小的比例检测到这种物质。几年前，科学家们发表了一项激动人心的研究，介绍了一种最初命名为 ST1571，现在称为格列卫的药物。这种药物可以抑制酪氨酸激酶，也就是存在于两种白血病患者体内的酶，或使之失活。

结果令人震惊，每一种白血病患者都有一半以上的人取得明显效果，副作用也是可以控制的。这些发现说明"靶向治疗"或"智能治疗"是可以实现的。

这项成功的发现如今已进一步扩展到其他癌症病人的治疗上，效果最明显的是一种名为胃肠道间质瘤的罕见癌症的治疗。结果同样令人震惊，而且副作用相对温和。换而言之，这种做法就像用一个"热跟踪导弹"直接对准癌细胞，而不像一些非特异疗法（比如化疗）会攻击所有快速增生的细胞，包括恶性细胞和非恶性细胞，并引起大量副作用（恶心、呕吐、出血风险和感染）。

类似的靶向疗法迅速发展，使用药片或静脉滴注的方式给药，专门攻击某种生化物质、某种酶，或者某种细胞内过程，从而抑制癌细胞的增长。几乎每一种肿瘤系统，无论位于肺部、乳腺、前列腺还是结肠，现在都有一系列靶向治疗方法可选，这在几年前还是无法想象的事情。

相信我，研究人员正在显微镜前深入研究这类药物对于各种各样其他癌症和疾病的治疗价值。

科学家们在世界各地的实验室中做出不懈努力，也许在某个时间点会找到钥匙破解癌症和其他疾病的秘密。我们需要现实一点。某一种药物及其阻断某一种酶的功能，不太可能适用于所有的癌症，但格列卫确实是个成功的故事（但不是一夜之间取得成功），让我们可以从新闻标题中看到希望。

我的预防处方

医学正在以惊人的速度发展进步。没有哪位医学从业者能够掌握任何一个专业需要了解的全部知识，但你可以了解关于自己需要了解的一切内容。无论你是门诊病人还是住院病人，是要新开处方还是定期检查，成为自己的最佳监护者和代言人都是至关重要的。

作为病人要充分了解情况，从而让你和你的家人可以更好地与医疗服务提供者合作，无论命运使你面对怎样的人生道路——无论是因为你的病史、突发疾病或受伤，还是任何其他情况——都能取得最佳结果。

在你搜索医学知识并浏览主流媒体时，要了解雷区，对于新闻标题保持怀疑态度。同行评审的医学期刊上发表的文章只是科学界成员之间的沟通交流，他们围绕各种理念和发现互相交流。有时这些信息会成为新闻标题，而事实上这些内容尚未准备好登上电视的黄金时间。互联网允许更多的使用者（不仅仅是医务人员）访问医疗信息和期刊，这是他们以前不曾读过的内容。

医学世界的开放会带来一定帮助，前提是结合背景条件进行应用和解释，但是当西伯利亚一家实验室基于个位数的志愿者做出的实验室发现成为美国艾奥瓦州锡达拉皮兹市的新闻标题时，各地诊所会纷纷提出疑问。当科学和媒体给出模棱两可的信号时，我们的病人满怀希望，而医生只能为他们解释冷酷无情的现实情况。

第二部分

良好的健康靠的是选择，
而不是运气

第 **7** 章

先为你的医生做一下检查

最适合选择医生的时间，是在你不需要医生的时候。

　　我会和我的医生讨论我应该做什么。当然，我自己也是医生，但我们都需要一位合作伙伴来管理自己的健康。这种合作关系不仅仅是重要的，可以说是举足轻重。我们需要成为积极的参与者，而非被动的消费者。我们不是购买一辆汽车，而是在"购买"（选择并支付费用）医生的专业知识，要委托这个人保护我们的健康和生命。这就是为什么我建议你在体检之前好好选择你的医生。

　　毕竟，你在连锁店买电视机之前会比较价格，想买电动汽车会货比三家，买衣服要试穿。那为什么选择一位新医生不需要"试用"一下看看化学反应怎么样？

　　在本章中，你将了解到"购买"医生的种种细节，查找哪些资格证书，怎样确认医生的信誉，可以相信哪些人——即使医疗保险覆盖范围会限制你的选择。虽然医疗体制改革带来了一定变化，我们也许并不能无限制地联系我们选择的医疗服务提供者，但还是要好好选择一下。

怎样找到合适的医生

你可能出于很多原因想要找一位新的医生：你的医生搬走或退休，你自己搬了家，希望找个距离住处更近的诊所，或者你改变了医保计划，只能从可选列表中选择医生。也许你只是对现在的医生不满意，还可能有更多其他原因。

有时你需要专科医生，比如当你怀孕时需要产科医生，有了孩子之后需要儿科医生。如果你的诊断结果不太好，需要找一位肿瘤学家（癌症专家），或者需要专业人士给你装个新的关节（矫形外科医师）。

也有时候，你只是想了解另一种意见，或者对现状感到不满意，又或者希望得到更好的护理服务。无论你想找个新医生的原因是什么，你都希望选择一位你能信任也能相处良好的医生。

随着美国婴儿潮一代退休，一些人厌倦了美国中西部和东海岸地区工业城市的冬季气候和生活质量。他们移居到亚利桑那州的阳光地带或佛罗里达州的老年社区，在匹克球场和高尔夫球场上建立社交关系。

最关键的决定之一不是选择哪个整体规划社区的哪种样板房，也不是要不要为孙辈留一间卧室以备他们来探望你，而是你未来要怎样获取优质医疗服务。

与其把时间花在房地产经纪人身上，不如把更多的时间用于了解医师、专科医生、医疗系统、医院、医疗通道和保险承兑。在你的搬家准备清单上，把研究医疗保健相关事宜放在最前面。

最适合选择医生的时间，是在你不需要医生的时候。就像你不想在被捕之后才去网上搜索律师，你也不想在需要急救时才去搜索医生。

怎样开始找医生：

·询问你的家人、朋友和同事是否愿意推荐自己的医生，以及他们推荐或不推荐的原因。一般来说这是非常可靠的消息来源。

·社区医院和大型医疗中心一般都有"寻找医生"的电话转诊中心。完全可以从这里开始寻找医疗服务提供者。你和你的家人了解到医生或医疗服务提供者的姓名之后，正好在网上确认他们的资格认证情况。

·你的医保计划，无论是管控型医保网络还是其他医疗服务提供者计划，可能会公布医疗服务提供者目录（纸质版或网络版）。这个清单可以缩小你在线搜索的范围。医生或诊所的网站会给出医生和医护人员的履历。

·美国一些州设有专门网站，你可以查询处于医疗处分期间的任何医疗专业人士，但是被控告不一定意味着这位医生不合格、缺乏同情心，或者不够全面细致。

·在 *doctor.webmd.com* 或 *healthgrades.com* 这些网站上，或者你的医疗保险公司的网站上搜索医生。你可以搜索医生的姓名或医学专业。输入邮政编码可以寻找你附近的医生。你会知道医生在哪里接受培训、属于哪个专科，以及是否通过医学会资格认证。

·寻找通过医学会资格认证的医生。浏览美国医学专业委员会网站 *certificationmatters.org* 的列表。你也可以直接询问医生或诊所工作人员，或者查看医生办公室墙上展示框里的证书。

▷ 医学会资格认证意味着什么

给你治病的医生接受过哪种专业培训非常重要。医学会资格认证是对医生具备专业知识的证明或认可，说明医生学习了基本知识体系并通过考试。如果你希望寻找一位经过专门培训的医生，务必确认你的疾病所属专科的"医学会资格认证"。这是必要条件。

如果一位医生是医学专科学会的成员，并拥有医学会资格认证，可能会在其名字后面注明（例如克里斯·史密斯，MD，FACS，这意味着史密斯博士是美国外科医师学会的成员）。我拥有临终关怀与缓和医疗的医学会资格认证，也是该组织的成员，我可以在名字后面注明 FAAHPM，这意为我是美国临终关怀与缓和医疗医学会成员。

寻找类似的头衔（这些称号要求严格，很多医生并不具备）。顺便说一下，缓和医疗意在减轻和预防病人的痛苦，这类病人可能是也可能不是临终关怀或临终护理病人。

这些补充认证可以为你保证，医生掌握了某个专科领域内的专业知识。不是每一位医生都拥有医学会资格认证。没有医学会资格认证的医生可能没有参加认证考试，或者参加了考试但不及格。

▷ 认证——一堆令人困惑的术语

那么，如何理解这些令人困惑的认证术语？我们大多数人都知道一些缩写：MD（医学博士）或 DO（骨科医生），以及 PhD（研究型博士）和 RN（注册护士）。PA 是医师助理，NP 是执业护士，他们是两类在医生指导下工作的高水平专业人士。你可能见过 CNM（持证助产士）或 FNP（家庭护理从业者）。当你咨询心理健康问题时，可能面对一位 MSW（社会工作硕士）或 PsyD（心理学博士）。理疗师（PT）和脊椎矫正医生（DC）是两类为你提供物理护理服务的专业人士。

还有很多其他具备资质的专业人士会参与你的健康管理工作。如果你不熟悉护理人员的认证和专业区域，完全可以询问对方的专业认证和培训经历。如果这位专业人员加入了你的管控型医保网络，你基本可以放心，他们的资质已经过确认。

请注意，一些所谓的专业人士资格认证存在问题，他不应加入你的医疗团队。怎么才能分辨其中的区别？

任何值得合作的专业人士，在你问及资格认证相关问题时，会很乐意提供证明。如果你咨询的人没有经过国家级或地方级的职业资格委员会批准执业，你需要关注这个问题。互联网的优势在于你可以访问各个机构的网站，在线确认其可信度。如果所谓的"认证"只是周末在假日快捷旅馆参加课程，你就要当心。

如果一位医疗保健从业者的资格认证不常见，却希望你预付一大笔现金，或者这个人在国外执业，你需要理智一点，保持合理的怀疑。某个人名字后面框起来的证书或花哨的文字并不意味着他们可以自由执业，接待你或你的家人。

▷ 做出最终选择

在具有同等程度的培训经历的医生中做出最终选择，你的决定可能取决于医生的个性和工作风格。选择一位与你沟通顺畅的医生，和你准备选择的新医生预约见一面。

在你们会面时提出以下这些问题（并得到满意的答案），其中有些信息可以在医疗保健从业者的网站上查询：

· 接诊时间和地点是否方便？附近是否有平面停车场，不用停在大多数病人都讨厌的斜坡停车场？

· 医生休假时或下班后，代班医生是谁？

· 诊所工作人员和护理人员是否礼貌周到？在需要时或紧急状况下预约有多难？

· 这位医生能否成为你的医疗护理合作伙伴？他有没有倾听你说的话？你感觉自己说的话起到效果、得到认可，还是被拒绝、被忽视？这些都是非常重要的问题。

· 保险覆盖范围是怎样的？可接受哪些医保计划？

如果你打算选择的新医生看起来心烦意乱、匆匆忙忙，或者对于作为病人的你缺乏关心，那就换下一位。如果你发现任何危险的信号（医生没有戴口罩、没有做自我介绍，或者没有在洗手后才和你握手），那就换下一位。这一位不是合适的选择。

如果你在核实资格认证和培训经历之后，感觉跟医生相处融洽，并且在去看了一次医生之后，觉得诊所的氛围很好，不妨相信你的直觉。你很可能找到了一位不错的合作伙伴。

别那么快，还有一步，也就是下一步。

你是谁？

你是否曾经坐在诊室里，面对一位从来不曾问过你个人情况的医生？可悲的是，这已成为常见情况，因为病人在诊室里的时间越来越短，忙碌的医生每天都要辛苦接待大量病人，过分劳累的支持人员一直让排队的病人向前移动，而病人在等待护理服务（并且无法完全满意）。

当然，在无需预约的诊所里缝合割伤的手指，或者在超市的一分钟诊所里因为嗓子疼用棉签涂药治疗链球菌是一回事，但如果风险很高，诊断结果是癌症、心脏病或糖尿病，则完全是另外一回事，我们作为医疗服务提供者需要了解我们的病人是谁，否则就无法满足他们的需求。有时我们不得不解释可怕的诊断结果或者告知他们坏消息。

如果你面临严重的医疗问题，请你的医生成为你的医疗理事会成员（我将在本书的下一章中解释这种关系）。一般来说，1901—1924 出生的最伟大的一代、1925—1945 出生的沉默的一代和 1945—1965 年出生的婴儿潮一代尊重权威，永远不会质疑医生，医患关系对他们来说是在一段家长式的关系。我在本书中一直在解释为什么你不应该盲目听从医生的指示，除非你全面参与到这段合作关系中。如果你负责照料别人，在与医生的合作关系中，你将成为病人的代言人。

面对作为病人的你，我们作为医生有义务了解你是谁。你是一个值得认识的人，你拥有权利。如果作为医生的我不了解你，怎么才能预测你的需求？我怎么才能知道对你来说人生的意义和目的是什么？（对于大多数人来说，人生的意义在于他们的家人，而不是朝九晚五的工作。）

为什么这对医疗护理来说很重要？因为我和你要建立一段合作关系，从而使你保持健康、治愈可怕的疾病、帮助你在身患重病时舒适地生活，或者委婉告知坏消息，并且一起面对这些情况。如果我对于你本人并不了解，我在这段合作关系中也就无法完成我的任务。

这种做法称为共同决策，不过文献中有个更恰当的术语：知情共同决策。医生不应再扮演上帝的角色，病人也不应盲目听从医生的指示。

我的一位内科医生同事与病人晤谈时会这样开头："在我们开始讨论你的病情之前，请给我讲讲关于你自己的事情。"这为他了解病人的价值观或教育背景创造了条件，也许使他能够洞察病人提及的症状背后的"隐藏原因"。（隐藏原因可能是财务或家庭问题导致的与压力相关疾病。）

▷ 谁来教医生为人处世？

几年前，我和五位同事一起去明尼阿波利斯市中心的酒店参加一个活动。我过去的时候有点不耐烦，很怀疑这个关于医患关系的活动究竟能教给我什么，毕竟我是妙佑医学院的教授，但我在那里确实学到了不少。

根据活动安排，病人由明尼阿波利斯市著名的格思里剧院的演员来扮演。上午，我的病人是个失业的男同性恋者，他最近被诊断出感染了艾滋病病毒（HIV/AIDS），我的任务是把他的诊断结果告诉他。

把坏消息告诉病人，这显然是一门艺术。有些医生处理不好，这次培训的对象就是一屋子像和我一样不愿来参加的医疗从业者。直至参加这个活动，我们才都认识到这方面的重要性。

我和我的病人面对面坐着，这位演员扮演角色的天赋非常高。我与病人进行晤谈，一位培训导师坐在我后面，时不时告诉我"暂停一下"，讲解为什么我处理不当、吞吞吐吐，并且漏掉了一些重要信息。

下午和我晤谈的是同一位病人，但现在他因病生命垂危（通过改变化妆和服装，他看起来仿佛真的情况很糟）。同样，导师会不时让我暂停，告诉我应该怎样换一种问诊方式。那次经历的效果非常好，我永远不会忘记——在那之后，我也把学到的经验教训付诸实践。

我们知道我们不能解决所有的问题，但我们医生可以和病人一起建立共同决策的合作关系，就像这样：也许你不想戒烟，我会尊重你的决定，但我也会建议你更积极地进行肺癌筛查。也许你需要减肥，以便控制糖尿病，甚至避免膝关节置换手术，如果你愿意挑战，我会尊重你的决定并把你转介给一位注册营养师，他可以帮助你循序渐进地朝着这个目标努力。

当我有幸深入了解我的病人时，他们总是令我感到惊讶。有一位先生是从美国明尼苏达州北部高中辍学的铁矿工人，那里有一群吃苦耐劳的人。几十年来我一直只知道他是我的癌症病人，直到他终于透露他的儿子是NBA全明星球员和教练。一位南达科他州的农民告诉我，他养了两头牛。但等我们开始互相熟悉之后，我发现他是制定美国牛肉政策的国家机构的主席。还有另一位说话很温柔的女士告诉我她是老师，在后续晤谈中，她才告诉我她是一所知名大学的校长。

这些发现会对他们的治疗有何影响？随着我们建立人际关系，得到提升的不是医疗护理而是医患关系，而我作为医生，开始逐渐了解这些病人本身的情况。

如果你的医疗服务提供者没有询问你的背景——大多数人都不会——你需要自己提出，确保对方了解你是什么样的人，以及你的生活方式和价值观。告诉你的医生，对你来说什么是重要的。也许是你的狗、猫、马，或者渔船。你手机里的照片都是什么主题？这就是你需要分享的内容。

新的行医方式

当我还是个孩子时，弗兰克医生会来到家里，带着一成不变的黑色医生手提包和里面的所有医疗用品。弗兰克医生就像他在电视剧里的同事马库斯·韦尔比医生和基戴尔医生一样。某种意义上当面就诊是最好的做法，但如今已发展成一种新的行医方式——直接基层医疗模式（DPC）。

如果你一周7天、一天24小时里都能找到一位了解你的医生，那会是什么样子？打电话、短信回复、当天预约，听起来美妙得令人难以置信。但这种新的行医模式可能已应用于你所在的社区，称为直接基层医疗模式。

这是一些小型医疗团队——包括医生、医师助理和护士——作为医疗护理和诊断的前线，他们也可以协调安排任何专科护理。有些人称之为医疗之家。大多数采用这种模式的医生是基层医生、家庭医生、内科医生或全科医生（甚至一些儿科医生）。

还有个有趣的变化，这些执业医生不会使用你的健康保险，他们甚至不会给你的健康保险公司发送医疗服务账单。你每月支付一小笔费用（有些低至每月70美元）。这可以视为一种会员服务，但完全不同于那种费用昂贵的特约医疗。

直接基层医疗联盟（dpcare.org）向政策制定者们宣传，这种做法可以有效应对不断增长的医疗保健成本，以更低的成本提供更好的疗效。医生们喜欢这种方式是因为他们负责的病人数量更少，他们可以在每个病人身上投入更多时间，并且收入不需要和保险公司进行分成。

你可以在联盟网站上搜索你居住地区的DPC。想要了解更多内容可阅读DPC执业医生特洛伊·A. 伯恩斯（Troy A. Burns）的著作《医疗现在有了答案！》（*Medical Answers Now!*）。

我的预防处方

我会深入了解我的病人，这些内容会成为他们病历上的一部分，这一点体现出这些信息对于作为主治医师的我来说多么重要。

在我的退休晚宴上，我被肿瘤学同事们无情揭露，有人说："我要为克里根医生的肺癌病人做后续随访，于是我问护士，我们对病人有何了解，护士说：'哦，我们知道他有两只博美犬，名字叫利奥和露露。'"

第 8 章

体检：做什么，什么时候做，
为什么要做？

知识改变行为。知识让我们对自己负责。知识可以拯救我们的生命。

这一章针对的是"我讨厌什么毛病都没有还要去看医生"。我不喜欢很多作家把人体类比为汽车。你不会忽视仪表盘上的警示灯，或者车库地面上滴落的机油，那为什么要忽视你身体上的疼痛和斑点？你的身体经常会提醒你即将面临的麻烦。

在一个寒意刺骨的冬夜，我的继父深夜给我打电话。他声音嘶哑，十分虚弱，非常害怕。他正在咯血，呼吸急促。他四十多年以来一直有很大的烟瘾。在这次电话的九个星期之后，他去世了。他没有注意任何警示灯。

研究表明，长期吸烟者如果在肺癌发展到无法治愈之前接受 CT 扫描，他的存活率较高。

我们所有人基本上都会在汽车里系好安全带——至少知道应该这样做。我们很多人骑自行车时会戴上头盔——至少知道应该戴。我们所有人在雷雨中都会找个可以躲避的地方。为什么？因为我们知道这样做更安全。知识改变行为。知识让我们对自己负责。

让我来讲一下自己的情况。我知道，每天面对晚期结肠癌和直肠癌的治疗是一件艰难的事情。我知道这种疾病可以治愈、可以预防，但只有尽早发现才可能。所以我和我的医生讨论了结肠镜检查。我们一致认为，从我 50 岁开始，有必要对整个结肠进行筛查。那一年我的复活节礼物是用一加仑液体清洗结肠，为第二天的检查做好准备。筛查的过程没什么大不了，一切都很好，但我会让自己做好准备，探测一种可能致命的疾病。

如今，结肠镜检查的最低年龄是 45 岁。为什么？因为有更年轻的人出现癌性息肉。尽早发现就是最好的治疗方法。

我们都需要降低风险——无论是戴上头盔还是检查结肠——这样我们才能在人生道路上走得更远。我们可以用知识武装自己，然后采取行动。在赛马跑道上，我们决定下注哪匹马会参考可靠的成绩记录，比如应对泥泞跑道或者跑完全程的表现。健康也是同样的道理，只是在这方面我们没有第二次机会。

遵循准则：尽早发现

美国全国范围的调查结果显示，癌症是人们最担忧的健康问题。然而，尽管我们对这种可怕的疾病（以及其他疾病）感到担心，我们仍然经常忽略生活中的风险因素，没有选择有利于预防癌症的饮食和生活方式，我们以为如果有明显的家族病史，患上癌症是不可避免的，我们不知道应该多久接受一次癌症筛查。

然而事实是，心脏病——而非癌症——导致的死亡人数比任何其他疾病都多。女性对于乳腺癌、卵巢癌和皮肤癌的恐惧，远远超过死于这些癌症的实际风险。男性最担忧的是前列腺癌和肺癌。然而，无论是男性还是女性都不够关注结肠癌和直肠癌（对男女来说它都是第三致命的癌症）。

你是否会患上癌症，最重要的一项决定因素是什么？如果你以为是家族史，那就错了。其实是你的年龄，在某种程度上，还有你的生活方式和生活选择。随着你的年龄增长，风险会增大。

你无法控制自己的年龄，但你可以控制在癌症发展中起到很大作用的另一项因素。癌症死亡人数中有三分之二的人患癌的原因与一个因素有关。猜猜是什么？这个因素就是生活方式，尤其是饮食——这是你可以控制的行为。这一点解释了为什么你和医生讨论病史时应该把年龄和生活方式纳入考虑。你可以通过筛查和尽早发现来降低风险，但很多人不了解各项检查需要多久做一次。

美国癌症协会推荐癌症相关体检频率是：年龄在 20 至 39 岁的男性和女性每三年一次，年满 40 岁后每年一次。也许你从未做过癌症相关的专门体检。如果你想了解自己需要在什么年龄进行哪些检查，在美国癌症协会的网站上可以找到详细清单（cancer.org/healthy/find-cancer-early/screening-recommendations-by-age）。

当然，知道应该做什么和真正去做正确的事情完全是两回事，就像我们之前讨论的怎样改变行为。如今，几乎所有情况都会要求你的医保计划覆盖定期筛查，所以你现在接受体检的可能性更大。

医学史上有一段时间里，很多病人会非常规律地接受全面的筛查评估，往往包括一些危险、昂贵、不方便的介入检查。我记忆犹新，当年我作为密歇根大学一名年轻的医学生负责照管一些高管住院五天接受胃部 X 光、结肠 X 光和一系列其他检查，而这些检查都可以在门诊进行。我不是在批评这种做法，这就是当时的医疗实践。

如今，年度体检已经改变思路。有针对性地关注重点病史，结合体检结果，一般就可以为评估提供基础。根据你的年龄、风险因素和性别，血常规检查可以评估贫血、肝功能、甲状腺功能、血糖水平、胆固醇和甘油三酯水平是否正常。

适当的筛查是合理的，比如乳房 X 光检查和结肠镜检查。整体而言，如今的年度体检范围较窄，更有针对性，更关注你的需要，而非毫无目标地采取霰弹策略，迫使你接受每一项新技术。

医学中有一项规律，已得到文献和统计数据的明确支持，那就是疾病发现越早，治愈的可能性越大，预后越好。假设一个人用力时出现轻微的胸闷或发紧，这称为心绞痛（胸痛）。如果尽早发现病情，可预见病人会接受各种各样的心脏评估，确定问题所在，然后进行旁路手术或者将支架插入通向心脏的部分堵塞的动脉。这两种手术都足以拯救生命。

换句话说，尽早发现问题也许就能解决问题，从而使病人恢复相对正常的生活。

现在让我们来看看糖尿病。假设一个人的血糖水平在每年体检时不断升高，通过简单的验血就能尽早发现这种情况，然后可以通过饮食和锻炼改变生活方式，使病情得到控制，病人很有可能过上相对正常的生活。另一种评估糖尿病的验血项目是检查糖化血红蛋白。

考虑一下人可能出现颈动脉阻塞的情况。颈部的一条动脉把血液从心脏输送到大脑。如果这条动脉明显堵塞，病人可能中风并导致严重残疾，比如瘫痪、失明，甚至死亡。如果在体检过程中尽早发现这种异常情况——医生会听诊颈动脉血流并评估颈部脉搏——我们可以进行手术并采取医疗干预措施来纠正这个问题，这不仅可以拯救病人的生命，也可以提高他的生活质量。

值得记住的要点：对于包括癌症在内的任何疾病，相比早期阶段未能发现病情，尽早发现（在大多数情况下）能够实现更好的预后。

毫无疑问，我们在对抗癌症和其他可怕疾病的战争中取得了巨大成功。如今人们比历史上任何时候都更长寿。然而，在实验室和临床试验中取得的成功与突破只应用于很小一部分癌症病人。例如，起源于睾丸但广泛扩散的癌症，现在可通过化疗治愈，某些类型的肺癌也一样，尤其是小细胞肺癌。同样，对某些类型的结肠癌的治疗在一些病人身上取得了显著的成功。仅仅几年前，儿童癌症基本都是致命的，而现在普遍可以治愈。

然而，如果病人患上源于其他部位的晚期癌症——胃肠道、大脑、肾、膀胱、肺——目前的存活率与 10 到 15 年之前没有太大区别。人们偶尔会在一些病人身上取得惊人的成功。例如，具有良好基因档案的肺癌病人，也许他的治疗效果很好；一些患有恶性黑色素瘤的病人如果具有某种基因标记，他的治疗会取得绝佳的短期效果。但如果我们基于整体视角调查大多数晚期癌症病人的情况，会发现医学进展非常缓慢。

无论癌症治疗取得了怎样的进展，我必须强调，生活方式非常重要，尽早发现可以提高治愈癌症的可能性。癌症中有一半是由人们选择的生活方式导致的。久坐不动、高脂肪饮食、过度暴露在阳光下、肥胖，还有，抽烟和饮酒显然是大约一半癌症的原因。

因此，如果你能对自己负起责任，积极主动、态度坚定，你就可以通过遵循一些常识性规则使自己的胜算更大，比如限制固体脂肪、锻炼身体、使用防晒霜、不吸烟，并尽可能减少酒精摄入。

尽早发现和筛查，是为了查出疾病。在筛查过程中或者作为筛查的结果，发现了疾病，也许能避免你的病情发展到危及生命的程度——在疾病早期和治愈的可能性较大的阶段就抓住它。

抓住头号杀手（并非癌症）

值得反复强调的一点是：心脏病和中风是美国人健康的头号杀手（在新冠疫情没有改变找个数据的时候）。所以美国心脏协会建议，从 20 岁开始至少每两年定期检查血压。超重和过度肥胖对于心脏病来说都是明显的风险因素。体重指数（BMI）和腰臀比是评估肥胖的指标，但我觉得我们照照镜子就能知道。随着年龄逐渐增长，步入中年，控制体重会变得很难。但作为中年人，合理且可控的体重增加是可以接受的。

每次去看医生，测量体重都是常规流程，测量血压也一样。很多人会在钱包或手提包里放一张卡片，或者在手机上装个APP，记录血压数据和日期。我很推荐这种做法。通过便于使用的家用测量装置，测量和跟踪你在这些方面的数据还比较容易。你的电子病历中也可以不断更新相关测量结果。

另一个检测项目是胆固醇测量，检查血脂全套，包括所有类型的胆固醇（高密度脂蛋白、低密度脂蛋白和甘油三酯），需要抽取少量血样。当然，如果测量数据很高，你需要立即和医生讨论一下。饮食和锻炼可以起到非常大的作用——很多情况下不必服药。

然而，如果存在心脏病家族史，你需要更频繁地跟踪这些数据，与你的医生合作一起监控风险。

对于癌症医生来说，"致命四杀手"是肺癌、乳腺癌、结肠癌和前列腺癌。这些杀手导致了美国所有癌症死亡病例中的一半以上。这些癌症令人抓狂的地方在于，如果在早期阶段发现，它们在很大程度上是可预防、可避免、可治愈的。

正如我之前提到的，癌症是公众最害怕的疾病，这就是为什么癌症筛查非常重要。我并非轻视尽早发现青光眼或高血糖的重要性，但癌症的风险很高，甚至危及生命。所以让我们现在先研究癌症检测，然后进一步研究可获益于尽早发现和治疗的其他疾病。

去做体检吧！还是不要去了！

高管体检是公司管理层享有的一项非常昂贵的额外福利，但你也一样可以做，即使你没有经营哪家大公司。如果你知道怎样提出要求，并且在涉及健康问题时坚持与你的医生一起合作，就可以享受同样高水平的医疗护理服务。

▷ 你的病史

全面体检首先从你的病史（包括你的家庭健康史）开始，一般包括以下问题：

- 情况怎么样？
- 你感觉如何？
- 你最关注的问题是什么？
- 你有何担忧？
- 你今天为什么来看医生？
- 我怎样才能帮助你？

我逐渐认识到，在某些情况下，病人提出的第二个或第三个问题是最重要的。根据我的经验，病人不一定知道他们提出的哪个主诉症状是最严重的问题。我可能更担心病人偶然提到的突发性头痛，而不是他们最发愁的体重增加。

带上你正在服用的所有药物的清单，包括处方药物、维生素、矿物质、中草药、膳食补充剂、鼻腔喷雾、药物贴片、乳霜、软膏——所有的一切。了解你摄入的每一样东西的剂量和频率，也要知道是谁建议你开始使用这些药物。有时，把你所有的药物都塞进一个包里带上更省事。

但比较聪明的做法是在手机里跟踪记录你的用药情况。如果你在现实生活中遇到电视剧《实习医生格蕾》（*Grey's Anatomy*）或者《豪斯医生》（*House*）里面的情况，这种做法可以拯救你的生命。

如果你就诊时表现出某些症状，由医生排除或确认原因是否在于这些物质的相互作用是很重要的。甚至中草药或维生素这些你以为无害的物质也可能引起问题，所以要让你的医生了解你正在使用的所有药物。下面是一些例子。

某些人参制品可能会妨碍预防中风的血液稀释剂发挥作用。对于服用糖尿病药物的病人，它还会导致血糖降低。甚至人参茶也会引起药物与中草药之间的相互作用。

大蒜补充剂会改变凝血检验的结果。因为关节炎疼痛服用药物的病人如果同时摄入大蒜也可能有挫伤的风险。大蒜可能增强糖尿病患者服用的降血糖药物的效果。作为食物烹调的大蒜会在高温中失去活性，所以问题不大。可能引起相互作用的是新鲜大蒜和浓缩补充剂。

信不信由你，葡萄柚会导致你服用的一些药物效果更强，包括某些降低胆固醇的药物。如果你想吃葡萄柚或喝果汁，先问问你的医生（药剂师更好），你服用的任何药物是否会与葡萄柚或其他柑橘类水果产生相互作用。

让医生了解你的生活也很重要，你的旅行、爱好、社会关系、现在住在哪里、曾经住过的地方，以及你的家庭责任。你所说的每一件事情（无论医生有没有直接问你），都会帮助医生塑造你的形象。

一位病人被误诊为长了淋巴瘤，但治疗方法不起作用，她的医生花了很长时间与她讨论，她在哪里工作，她丈夫在哪里工作，她（一位教师）和他（一位工程师）靠什么谋生，他们住在哪里（美国纽约州布法罗市）。她在列出她丈夫工作过的所有地方时，提到了一家玻璃纤维制造商。情况终于搞明白了，他曾在工厂接触石棉，并把沾在衣服上的纤维带回家。这是三十年以前的事情了。随后，她被准确诊断为患有致命的间皮瘤。

让医生了解你的家族病史也是至关重要的。我们每个人都应该对亲属的健康情况有个大概了解，包括母亲、父亲、叔叔阿姨，当然还有兄弟姐妹。涉及心脏病、某些神经系统疾病、过敏，当然还有癌症时，家族史尤其可能存在关联。

在询问病史或就诊过程的最后，你应该有一种可以结束和确认的感觉。医生是否礼貌且专业地解决了你的问题？如果没有的话，明确提出来！

十大不容忽视的症状
（不要等到下次预约就诊的时候）

1. **持续一周以上的疲劳，且没有可明确解释的原因**：如果你得了流感，或者正处于手术或事故之后的恢复期，感到疲劳是正常的。新冠肺炎也为疲劳带来一种全新的解释。然而，如果你的疲劳没有明确原因，如果你发现自己不到下午三点就精疲力尽，如果你勉强努力一周只为了周末"躺平"，如果你对于自己正常的职责也变得无精打采、漠不关心，这里会亮起警示的红灯。疲劳一般不代表严重问题，但如果持续一周以上并且没有可明确解释的原因，你应该去看看医生。

2. **咳嗽**：我们都会咳嗽，这是生物的特点。但咳嗽持续 5 到 10 天以上就是个值得关注的问题了，尤其是如果你吸烟的话。如果你开始咳出绿色浓痰，或者非常黏稠的浓痰，又或者痰中带血，要特别注意。我要说的是肺癌。呼吸短促、体重减轻与咳嗽联系在一起的话要严肃对待。我们也需要考虑肺结核的可能性，这取决于你现在居住（或曾经居住）的地方。马上去看医生。

3. **疼痛**：随着年龄增长，我们都会感到疼痛。大部分情况下疼痛不是什么严重问题，但如果特定区域的疼痛持续时间超过 3 到 5 天，并且没有明确释因，你应该去检查一下。如果你摔倒时肩膀受伤，或者膝盖撞上了床柱，你肯定会感到疼痛，但如果有任何不知原因的疼痛使你半夜痛醒，一直没有好转，你有必要去做个检查。

4. **胸痛**：这是个大问题，然而很多男性和女性都会愚蠢地忽视。如果你用力时会出现胸痛，也可能描述为胸口有挤压或沉重的感觉，这可能是心脏病发作的征兆。如果疼痛蔓延到下巴或左边肩膀，你等于是在玩火。不要等待所有这些症状出现或消失，现在就去急诊。

5. 出血：直肠、大便、尿液或痰中的血液是一个信号。用力擦拭肛门区域之后，厕纸带点粉色并不奇怪，几乎不会引起恐慌。但如果大便中有明显的血液（观察一下），并且在排便过程中感到疼痛，一般是痔疮引起的。痔疮是肛门口周围凸起的血管，很像一小堆葡萄。这是个致命的陷阱。你很容易以为直肠出血是痔疮导致的，而实际上可能有潜在的癌症。这就是为什么我们不应忽视这种症状，尤其是成年人。如果你有结直肠癌的家族病史，更有理由去看医生，检查出血的原因。

6. 新的肿块：这是指不是特别疼痛的肿块，不是外伤造成的肿块。癌症往往不会感到疼痛。出现相对较快、摸起来比较软的肿块基本不是癌症。但如果它超过一周还没有消失，你也不记得那个地方是不是受过伤，那么进行专业评估是很重要的。你可能需要进行活检，切除肿块并在显微镜下观察。

7. 痣：恶性黑色素瘤是发展最快的癌症之一。如果痣在相对较短的几个月内迅速出现、变暗、发痒，或者开始出血，你需要进行活检（然后在显微镜下观察细胞情况）。

8. 体重下降：当今社会非常关注节食减肥。你不觉得吗？在超市排队结账时看看那些宣传小报。但没有节食就出现体重下降完全是另外一回事。如果体重迅速变轻，很多人可能会高兴得在街上跳起舞来。有些人会付出一大笔钱制订节食计划，就为了达到这样的效果。但如果体重下降相对较快——每周超过 1 到 1.5 公斤——这可能意味着存在潜在问题，比如甲状腺问题。如果你在三个月时间内体重减轻 10%，同时并没有改变饮食习惯或增加身体活动，这样的体重下降往往值得担忧。

9. 头疼：我们都会头疼。我们生活在一个紧张的社会中。头疼一般与紧张和压力有关，只有极少数情况是因为脑肿瘤，虽然这可能是你的第一反应。不要忽视一种相对新出现的、新类型的头疼，尤其是如果头疼发生在早晨，并且在你咳嗽或打喷嚏时变得更严重，因为这些情况结合起来意味着可能存在严重问题。

10. **中风前兆**：手臂或腿部无力，或者手臂、腿部、脸上或舌头感到麻木和刺痛，或者说话困难，这些症状可能预示着中风发作。中风会导致脑组织死亡，因为供应到大脑某些部位的血液被切断。这是需要打 120 的紧急情况。不要等到症状消失，因为有时轻微中风或短暂性脑缺血发作（TIA）会再次发作变成"大问题"。也许你无法在那一次中风后幸存下来。

我发现很多病人并不能准确描述各种症状。我们的病人可能会说"医生，我感觉不舒服，我感觉很糟糕"，你不知道这些究竟是大问题、小问题还是无关紧要的小麻烦。如今在看医生时，细心负责的医生会鼓励你详细描述有何感受，然后以深入了解、专业精神和判断力为基础，列出最合适的医学检验进而找到你的问题。

▷ 定期体检

一些高管健康计划包含以下定期体检项目，你也可以选择这些项目。

· **全血细胞计数（CBC）**：医生可能会让医疗助理从你手臂静脉中抽取一两管血液。这些血液会送往实验室，然后实验室把结果反馈给医生，医生会与你讨论检验结果。全血细胞计数主要是为了寻找贫血的迹象（红细胞计数偏低），并检查抗感染的白细胞、免疫相关细胞和凝血相关细胞（称为血小板）。

· **葡萄糖**：这是一种血糖测试。如果要求你在抽血之前禁食，抽血前六到八个小时不要吃东西。一般来说，不加奶油的黑咖啡是可以喝的，清水之类的液体也不受限制。高血糖可能意味着糖尿病或糖尿病前期，需要进一步检查。

· **血液化学**：血液化学检查的是身体矿物质的平衡，以及肝脏和肾脏功能。我们能够从血液中了解这些情况真是太棒了。如果任何一项结果异常（偏高或偏低），你的医生后续会增加其他检查。

·**血脂筛查：**这是健康的晴雨表，可能也会显示减肥、身体活动或药物使用造成的潜在影响。很多人都知道自己的总胆固醇水平，在药店、工作地点或社区健康展会上都可以进行这项筛查。包含不同类型胆固醇（包括有益的高密度脂蛋白和有害的低密度脂蛋白）和甘油三酯的全面检验结果，可以更好地了解你的心脏健康情况和心脏病潜在风险。

·**铁：**如果你是第一次体检，医生可能会检查你的血清铁和铁结合能力，因为这有助于筛查铁代谢紊乱的问题，比如血红蛋白沉着病——你的血液中含有太多的铁。这种疾病可以治疗，但我们首先需要知道它的存在。

医生可能要求进行其他血液测试，以便了解你的甲状腺功能如何，排除一些性传播疾病，确定某些药物的血药水平（药物的效果取决于你体内血流中有效物质的含量），或者为了跟踪你的医生要检查的任何数据指标。

·**尿分析：**尿分析是在你的尿液样本中寻找红血细胞、感染或蛋白质存在的迹象。如果样本中存在血液，你可能需要再进行其他检查。如果蛋白质含量明显偏高，可能说明你患有肾脏疾病。对于老年人来说，一些跌倒和失忆的问题可归因于泌尿系感染——这很容易检测和治疗。否则，如果没有明显的泌尿系统问题或诉求，不会有人让你在杯子里小便。

·**营养评估：**一般来说，如果病人整体健康状况良好，他就不需要去上营养课，但如果病人患有肾病或某些肠道疾病，比如口炎性腹泻、腹腔疾病或结肠炎，他可能有必要咨询营养师。这些病人需要也乐意接受关于饮食和营养问题的建议。

·**胸部X光检查：**胸部X光检查（胸透）会拍摄你的心脏的图像，让我们观察你的肺部是否存在斑点。一些研究表明，对于整体健康状况良好的非吸烟者，胸透不一定有意义，但他们还是被要求进行检查。如果你没有需要拍摄X光片的原因，没有呼吸问题，我们一般会省略胸透检查。

·**心电图：**心电图是对你的心跳进行跟踪。你在医疗电视剧中经常会看到心电图。病人身上连接了12根电线，用粘垫固定在赤裸的胸口排成一列。这项检查完全不会让你触电，你不会感到不适或疼痛。心电图会测量你的心律并打印出一条曲线。这项检查全面筛查任何心脏病的迹象。医生可以从图形中判断，如果你存在心律失常或心脏问题会发生什么情况。有些病人使用一个简单的小装置连接智能手机应用程序监控心率，提醒他们潜在的心律失常。这也许能够拯救你的生命。

·**视力和听力筛查：**大多数医生不会进行视力检查，也就是你在视力中心配眼镜时做的那种检查。但如果你的眼睛存在任何医学问题，你的医生会把你转介给眼科医生进一步检查。

听力筛查也一样，最好由听力学家在隔音的房间里使用复杂的设备进行检查。如果要解决结构性耳部问题，你会被转介给耳鼻喉专科医生。

·**免疫检查和更新：**成年人也和孩子们一样需要打疫苗。美国疾病预防控制中心（CDC）每年更新成人免疫接种时间表。免疫检查包括每年注射一次流感疫苗，尤其是高风险人群，比如老年人和抵抗力弱的人。注射肺炎疫苗是个明智的选择。和你的医生谈谈如何预防甲型和乙型肝炎，并进行丙肝筛查，如果你属于美国婴儿潮一代，这种检查尤其必要。从事医疗工作的人应接种全部疫苗。

破伤风疫苗每十年打一次，不要等你踩到院子里的钉子，或者被废弃的鱼钩钩住才去打第二针加强疫苗。如果你已经成为祖父母，你应该考虑接种破伤风、白喉、百日咳联合疫苗（Tdap），不要让你的孙辈面临风险，尤其是百日咳。有些成年人甚至可以获益于补种儿童疫苗，比如麻疹、腮腺炎和风疹疫苗，现在你也可以接种预防带状疱疹的疫苗（潜伏的水痘在晚年卷土重来，导致疼痛难忍的成簇水疱）。

我怀疑，随着新冠病毒的进化和地方性流行（意味着它存在于我们周围），我们会定期接种疫苗。

如果你去国外旅行，免疫接种尤其重要。你在目的地可能接触到美国完全不存在的某些严重疾病，CDC 会全面跟踪需要注射哪些疫苗。我建议在国外旅行之前仔细查看 CDC 网站，尤其是如果你要去的地方比较荒远偏僻，你的医生也许会把你转介给一位传染病专家。

· **维生素 B_{12}**：我们也会检查维生素 B_{12} 水平，确定是否存在一种难以检测的疾病，称为恶性贫血——这是一种老年人常见疾病。通过注射或口服维生素 B_{12} 很容易治疗。

· **骨密度**：这项检查对于评估骨质疏松症的作用仍然存在争议。大多数临床医生会建议女性在更年期前后开始评估骨密度，如果存在骨质疏松症相关的明确家族病史，或者烟瘾很重和活动相对较少的女性，可以更早开始进行这项评估。我们也会为男性检测骨密度。

在这项检查中，你躺在 X 光台上，双腿用泡沫块架高，对你的臀部和脊柱进行快速 X 光扫描。很简单。

· **心理健康**：大多数临床医生在定期体检中不会筛查抑郁症，除非存在值得关注的明确迹象。病人一般也不会走进诊室就述说自己感到沮丧，尽管我们通过宣传对于抑郁症这种完全可以治疗的疾病提高了认识。但如果病人提及睡不着觉、吃不下饭、体重明显增加，或者生活中的乐趣不复存在之类的问题（一般原因在于离婚、孤独、死亡、悲痛、财务危机、退休或任何人生考验），我们可以提出引导性问题，深入问题的核心，并把你转介给一位心理健康治疗师。

显然，一般医学检查需要重点关注你的具体需求，但定期体检是我们为病人进行的一整套检查。医生需要为你仔细解释任何检查或检验结果，尤其是需要几天时间才能得出结果的实验室检验。

如果你只收到一张明信片，"正常"的选框打了个钩，我认为这是不够的。如果你觉得这样正合适也可以。但我建议你通过电话、患者门户网站或者亲自前去与医生讨论你的检查结果，使你的问题可以立即得到回答，或者在之后继续联系诊所直至得到答案。

不要因为诊所说"如果出现任何异常结果我们会打电话给你"就感到安心。这种设计拙劣的警示系统很容易把你漏掉。不要满足于"没有消息就是好消息"。你希望了解消息，无论是什么样的消息，即使需要一直联系诊所，那就这样做。要求医生给你打电话或网上进行远程医疗咨询，进一步讨论接下来应该怎么做。

患者门户网站会提供大部分检查结果和医生病案，要知道在哪里可以找到。

筛查: 是否值得花费时间和金钱?

除了美国癌症协会和美国心脏协会推荐的标准检查之外，你可能还听说过其他筛查。根据你的家族病史，其中一些在特定情况下是有用的。有些值得花钱（因为可能不在你的保险公司覆盖范围内），另一些则不值得耗费时间和金钱。让我们来看看一些可选项目。

▷ 疾病的基因检测

有些家庭患上某些疾病的风险特别高，比如结肠癌和直肠癌、亨廷顿舞蹈病和其他遗传性疾病，或者 BRCA 乳腺癌基因。如果你的一级亲属（母亲、父亲、兄弟姐妹）患过这类疾病，或者有家庭成员在相对年轻时（40 岁以下）患病，你可能也面临风险。

使用你的血液进行基因检测可以确定遗传物质是否异常，代表你是否容易患上某种疾病。但就像大多数检查和药物一样，这些发现并非绝对可靠，有时结果可能具有误导性。在你的 DNA 中检测到异常基因并不意味着你一定会患上某种疾病。

还有另一个问题：如果你得知自己携带缺陷基因，可能会患上结肠癌，可以想象这会带来怎样的心理冲击。这就是基因检测黑暗的一面。如果基因检测结果为阳性，你有患病的风险，你的工作和保险会受到怎样的影响？如果雇主发现你可能面临风险，你会不会因此失去工作机会？答案是不确定的。我们会花费大量情感能量来解决这些问题，但我们也可以更好地利用我们的时间。

那么，有什么切实可行的建议？

基因检测是一项高度个人化的决定。有些人希望了解，如果你是这么想的，只要你充分认识到这种检测的局限性，你就完全可以去验血。而从实用的角度来看，比较聪明的做法是从 40 岁开始做结肠镜筛查，或者在家庭成员患上结肠癌的最低年龄的 10 年前开始。

在 Ancestry.com 和 23andMe 进行 DNA 检测，也许能帮助你找到一两个失散多年的堂兄弟，但根据试管中的唾沫检测发现的健康风险可能引起恐慌。他们的算法预测你可能乳糖不耐受，并不意味着你现在或未来肯定是这样。

▷ 基因突变相关癌症（BRCA1 和 BRCA2）

在过去十年中，科学家们发现 BRCA1 和 BRCA2 基因在正常情况下有助于 DNA 修复，从而可以防止癌症发展。另一方面，当这些基因异常或存在缺陷时，人患上癌症的风险明显更高。一些研究表明，当这些基因异常时，女性一生可能有 56% 到 87% 的概率患上乳腺癌，有 20% 到 60% 的概率患上卵巢癌。

与其他形式的基因检测一样，对这些缺陷基因进行染色体分析会产生深远的影响。这是个两难的问题："如果我属于携带异常基因的女性，这是否意味着我的其他家人也应进行检测？即使我的基因异常，我也不一定会患上乳腺癌，但风险很高。"

如果一位女士有多位一级家庭成员患有这些癌症，她的患病风险很高，进行基因检测是合理的选择。但我建议你首先向自己提出一个尖锐的问题：如果我的检测结果异常，我要怎样应对这种结果？

在这种情况下，有些女性为了获得更多的长期生存的机会，选择了切除双乳，有些病人被医生建议同时摘除卵巢。如今的研究证明，对于一些非常担心可能患上乳腺癌的女性来说，这是个合理的选择。切除卵巢也会消除患上卵巢癌的风险，但切除卵巢显然属于大手术。

另一种选择是，如果基因检测结果为阳性，这位女士可以与她的医生一起制订严格的监控计划，包括每年一次的乳房 X 光检查、对可疑肿块及时活检、卵巢监测、专业的乳房检查，以及经过仔细培训进行乳房自我检查。

▷ 购物中心的全身扫描

科技可能是很美妙的事情，也可能不是。

如今流行在购物中心里配备移动 PET 扫描仪、移动 CT 扫描仪和 MRI 设备。这些都是很棒的高科技成像技术，可以在问题变严重或产生影响之前就检测出来。

这就是问题所在。

假设我们为 100 个人进行了扫描。如果他们是成年人的话，几乎所有人的肺部都会有斑点和阴影，但基本不会发展成癌症。然而，一旦我们知道肺部那里有个东西，就需要继续跟踪可疑区域，这意味着更昂贵的检验、更严重的焦虑、给病人带来更多不便。高科技扫描打开了潘多拉的盒子，再也无法关上。

扫描仪可以发现异常情况，但无法告诉我们具体是什么情况。有时病人可能对这些斑点感到越来越不安，需要进行大手术检查确认。妙佑国际医院和其他机构的研究说明，病人可能会接受广泛性手术，切除一些永远不会引起问题的无害斑点，这显然属于危及生命的手术。

更糟糕的是，有些人扫描结果很好，可能就会跳过定期体检中的血压、胆固醇水平和其他关键血液检测，而这些项目是扫描无法评估的。

我们目前的筛查体系运作良好，而高科技扫描不一定有用，甚至可能有害，尤其是对于没有症状、相对健康的人。（更不用说，你还要和保险公司争执，扫描和任何可疑结果的进一步检查由谁来付费。）

什么时候去做哪些检查，以及结果意味着什么

虽然你的医生应该有你在诊所进行检查的记录，患者门户网站上的电子病历应该包括你所有的检查结果，我还是建议这些信息你要自己保存一份副本。（请参阅第 4 章了解为什么你需要保存病历，以及具体怎样做。有些病人对于高尔夫分数的关注超过了对自己的胆固醇和血压的关注。）

▷ 粪便隐血试验

结肠癌是美国人的一大杀手。长期的饮食和人口研究显示出明确迹象，高脂肪和大量红肉的饮食结构与这种疾病的发生频率有关。一些很有意思的研究也说明，身体活动较多的人患上结肠癌的风险较低，这是为什么？

也许原因在于吃下的食物与结肠内壁之间的接触时间更少。毫无疑问，

我们吃下的东西含有致癌化学物质，如果这些物质能迅速通过结肠而不是停留在那，那基因突变导致癌症的概率会更低。

曾经，粪便隐血试验被视为评估结肠癌和直肠癌的最佳选择。原理大概是这样：癌症一般会导致出血，将粪便样本涂在信用卡大小的硬纸板上检测，如果化学反应导致卡片的颜色发生变化，表明可能存在血液。

听起来很简单，但有些癌症并不会经常出血，无法通过这种检验发现。另一方面，如果你刚吃了个芝士汉堡或者在检验几天前服用了阿司匹林，可能出现假阳性。也就是检验结果呈阳性，但这种阳性不一定意味着存在癌症。假阳性是因为服用阿司匹林等药物会导致肠道渗血或出血。然后我们面对的问题变成了，出血是无害的还是癌症导致的？

即使再次检验的结果正常，你仍然可能一直感到焦虑不安，怀疑有个严重问题被漏掉。这就是为什么我们不一定会建议进行粪便隐血试验。如果检验结果呈阳性，通常会重复试验。如果第二次仍然呈阳性，一般医生会建议进行结肠镜检查。如果检验结果呈阴性，但你患结肠癌或直肠癌的风险较高（要么因为家族病史，要么因为你自己有多发性结肠息肉的病史），医生仍然可能建议进行结肠镜检查。很多医生目前继续应用这种检验方法，但会与其他评估方法结合使用。

粪便样本试验不是最终分析，不要完全依赖于它。这可能导致你的生活处于一种悬而未决的状态。

也许你曾见过家庭结肠检查大肠卫士（Cologuard）的广告。这种检查与粪便隐血试验类似，你把自己的"样本"放在邮箱中寄出去，检验结果将发送给你的医疗服务提供者（这是一种处方检查，你的医生给你开个处方，然后你会收到广告里那个可爱的小家伙寄来的测试盒）。

我知道可能会有假阳性结果和假阴性结果，但对于有些群体（具有某些残疾或严重关节炎的人可能无法就诊）和低风险人群来说，做这种筛查总比完全不进行筛查要强。但我仍然不是非常喜欢这种做法。

▷ 乙状结肠镜检查

如果由经验丰富的专业人员操作，乙状结肠镜检查没什么可害怕的。这项筛查一般由基层医生、内科医生（不是你在电视上看到的实习生，而是内科学的专科医生），或者胃肠科医生进行。询问医生每年会做多少次这项检查，可以了解操作人员的经验。你希望对方是个长期从事这项工作的人员。

在检查过程中，医生把一个带照明可弯曲的镜头轻轻插入你的直肠，然后再进入结肠下部，寻找各种异常状况，尤其是癌症。一般会要求病人在检查前 24 小时大量饮水，然后进行一到两次非处方药灌肠。使用一种像牙膏管一样工具，通过塑料喷嘴把里面的成分慢慢挤入直肠中清理内壁，从而检查时可以清楚地观察到结肠壁。

这个过程可能有点不舒服，但整体而言风险相对较小，一般可以在门诊安全地完成检查。镜头插入时，大多数病人被要求采取膝胸卧位，以手肘和膝盖支撑。大多数情况下不需要静脉麻醉。这项检查大约需要 15 分钟时间。

这是一项很有用的检查，但检查范围较小，不足以发现这段范围之外的结肠癌。我会建议使用结肠镜检查整个结肠。

▷ 结肠镜检查

在晚餐时间讨论结肠镜检查是不礼貌的，但结肠镜检查可以令你感到安心。换而言之，不要等到出现症状才去检查。请你的医生给你安排时间。这不是什么美好时刻，但也没什么大不了的——也许某一次检查会拯救你的生命。

结肠镜检查一般需要低剂量静脉麻醉，花费 30 到 45 分钟检查整个结肠。一般提倡在 45 岁（以前是 50 岁）开始这项检查，之后每 10 年一次，但对于存在结肠息肉或结肠癌家族病史的人，建议在更年轻时开始以更高的频率进行检查。

多亏了科学技术的进步，如今几乎所有的东西都可以是虚拟的，结肠镜也不例外。不过这方面没有我们期待的那么简单。病人进行虚拟结肠镜检查仍然需要提前一天准备，清空结肠，如果从身体外部拍摄的一系列图像中发现可疑的息肉，猜猜下一步是什么？真正的结肠镜还是要进入体内。要对任何可疑点进行活检，这是唯一的办法。

随着新冠病毒在社区内传播，定期癌症筛查突然都被暂时搁置，包括结肠镜检查。一些专家推测，在 10 年内，原本可通过尽早发现以便治愈但因为新冠病毒推迟的癌症会出现一个高峰，这当然也适用于结肠癌。

这是新冠肺炎引起的不幸后果，因为结肠癌是美国最容易预防但实际未能做到预防的癌症之一。对自己负责的病人显然可以通过早期筛查提升保持健康的概率。

好的，你说，没问题。但选择已经变得非常复杂，你需要了解一个关键信息：你患上结肠癌的风险是平均水平还是非常高？

医学界在思考这个问题，但让我用两位病人来举例说明。琼斯先生是一位 47 岁的高管，他身体健康、非常了解医疗保健，也很关心结肠癌，因为这种疾病夺去了一位名人的生命。他从未接受过结肠癌筛查，没有炎性肠病、溃疡性结肠炎或克罗恩病的病史，没有息肉或结直肠癌的家族病史，没有痔疮，没有直肠出血。

他知道任何筛查都不是绝对可靠的，知道通过大肠卫士无创筛查粪便发现了 92% 的结肠癌。但他也了解假阴性的存在，这意味着 8% 的人在粪便样本中没有检验出结肠癌。他觉得大肠卫士筛查足以令他安心，如果粪便检验结果为阳性，他会去接受结肠镜检查。

现在让我们来看看布朗女士，她是一位 50 岁的平面设计师，病史比较复杂。她对于结肠癌感到担忧是因为家族病史看起来很危险。虽然不清楚具体细节，她的祖母和外祖母很可能都死于某种肠癌，还有多位二级亲属可能也患了结肠癌，她知道自己需要接受筛查。但如今情况比较复杂。一大波直接面向消费者的电视广告汹涌来袭，令病人感到十分困惑。

因为结肠癌的家族病史，以及一些腹胀的肠道症状和体重减轻，她被分类为结直肠癌的高危人群。对于这位病人来说，结肠镜检查是最佳选择。大肠卫士粪便 DNA 检验可检出 92% 的癌症，但只能检出 42% 的癌前巨大息肉（风险增大），而结肠镜检查可检出 95% 的异常——很明显她应该选择结肠镜检查。

根据布朗女士的家族病史，她最合适的做法不是在 45 岁（根据最新建议），而是在 40 岁，或者在家族中最年轻的结直肠癌病人确诊年龄的 10 年前开始接受结肠镜检查。

她应该每 5 年进行一次结肠镜检查，而面临平均风险的病人应每 10 年进行一次检查。这些平均风险病人在 75 岁之前应接受筛查；在这个年龄之后，关于筛查的决定取决于预期寿命、健康状况和以往结肠镜检查的结果。

▷ 直肠指检

前列腺癌曾被视为疗养院里耄耋之年的男性才会患上的疾病，但现在情况变了。出于某些原因，这种癌症已变得更具进袭性、更致命，四十多岁的男性也可能患上。

前列腺癌是一个巨大的问题，尤其是在美国黑人社区。在这一群体中，这种疾病似乎会发生在更年轻的人身上，临床危险性更强。一些研究表明，如果你积极锻炼身体，也许可以降低患上这种癌症的风险。

直肠指检是任何体检中的常规项目，你的体检中应该也会包含这一项。医生用戴手套的手指经过润滑插入你的直肠，轻轻按压检查直肠下部和前列腺，这个过程几乎没有风险。（对于女性来说，这项检查用于探测直肠下部的肿块或异常。）

直肠指检的目的包括发现早期阶段的直肠癌。如果医生感觉存在异常，有时会继续进行软式乙状结肠镜检查或结肠镜检查。这是体检的一个重要组成部分，尤其是在病人提及或担心直肠或肛门疾病的情况下。

当然，这项检查稍微有点不舒服，但晚期癌症的治疗只会更加难熬。有些病人仰躺接受检查，另一些人可能要侧躺摆出屈膝至胸的姿势。

作为男性，我能理解为什么病人对于直肠指检热情不高，这可不是什么美好时刻。但如果戴手套的手指能充分润滑、正确操作，没有匆忙草率地进行检查，这个过程并不会引起明显不适。我清楚地知道，如果未能尽早发现，前列腺癌会为我的退休计划带来极大的不便。这项检查几乎不会疼，只需要很短时间（30 到 45 秒），尽管感觉上似乎耗时更长。得知一切正常，你会感到安心。

我们没有人能保证不会患上直肠癌——无论男性还是女性。这就是为什么我们每个人都应该期待每年的直肠指检。虽然比较少见，这项检查也可能发现其他潜在的癌症相关的严重问题。例如，有时会在直肠检查中发现恶性黑色素瘤和皮肤癌。

在经过润滑、戴着手套的手指插入结肠之前，医疗服务提供者应检查臀部和肛门周围的皮肤是否有潜在严重问题的迹象。这些属于罕见的癌症，但如果尽早发现是可以治愈的。如果皮肤癌位于你自己经常看到的身体部位，你更容易发现。

▷ 前列腺特异抗原（PSA）

如今人们正在严肃地重新评估 PSA 血液检测，质疑这种检查是否可作为前列腺癌的定期筛查。PSA 是血液中的一种化学物质，只需验血就能检查。根据具体检测方法，正常值的范围是从 0 到 4。如果 PSA 的值高于 4，并不一定意味着存在癌症。正常值的上限随着年龄增长越来越高。

随着男性年龄增长，前列腺的尺寸一般会变大。前列腺越大，PSA 的正常值越高。然而，如果 PSA 继续增高，我们医生会担心这个腺体可能藏有癌症。PSA 在几个月内升高一倍是个令人担忧的迹象。这方面的医疗决定就像大多数其他问题一样，必须根据你的情况进行调整。

如今我们知道，非裔美国人患上前列腺癌的概率高得惊人。因此，如果一位 42 岁的黑人 PSA 水平为 4——正常范围的上限——他需要进行补充评估。一般来说，高风险男性应在 40 岁开始进行 PSA 分析。

当 PSA 水平为 4 时，我们会密切关注情况，担心数值会达到 8 或更高。另一项关注因素是数值升高速度。换句话说，如果 PSA 水平在两三年的时间中从 4 升到 8，远没有几个月内从 4 升到 8 那么令人担忧。再次强调，并不存在通用的"食谱"，解释实验室检验结果时必须考虑具体病人的背景，包括他的年龄、数值升高速度、家族病史，以及种族和民族背景。

前列腺活检一般需要在具体异常区域采集多个组织样本。如果我们能通过戴手套的指检发现结节，或者通过超声成像看到结节，就可以从前列腺的那个区域采集样本。但有一种极具挑战性的情况是，病人 PSA 水平不断升高，而体检和超声评估的结果是腺体正常。

在这种情况下，我们担忧的是前列腺中存在一些看不见也检测不到的微观癌细胞，显然是它们的存在导致 PSA 升高。面对这种情况，医生会建议一些病人进行活检，样本从腺体中随机采集。一般会在活检之前向腺体注射局部麻醉剂以减轻不适。

大多数男性对这种手术的耐受性相当好，但始终有少数接受活检的男性出现血尿和严重不适（我们对于"疼痛"的说法）。我们应认真对待这个问题，认识到多次进行前列腺活检的风险。在显微镜下检查从这些样本中提取的组织，确定是否存在癌症。

大多数已患上前列腺癌的男性会推荐别人定期进行 PSA 血液检测，因为他们知道尽早诊断会减少残疾并提高生活质量。他们自己经历过这一切之后，希望他们的匹克球友和儿子们能保持警惕。

这种癌症尤其令人崩溃的是它可能导致阳痿和尿失禁——不是因为癌症，而是因为治疗。很多男性在确诊后还能生存好几年，但生活质量变成了一个大问题。我们尚未完全确定哪些男性应选择切除前列腺的治疗方法。对于有些男性来说，这种疾病可能几十年中都处于一种默默阴燃的状态。他们不需要积极治疗。对他们来说，观察和等待可能更明智，但风险是在此期间癌症可能变得更严重。

如果患上这种癌症，你应该向癌症专家和泌尿科专家医生征求意见，从而更好地做出最终决定。是的，这要由你自己来做出决定。

显然，没有任何检查或检验是绝对可靠的，但正规的直肠检查和正规的 PSA 基本可以保证目前不存在前列腺癌。

PSA 检查曾被视为诊断前列腺癌的最佳选择，为什么现在专家们改变了主意，不再建议将 PSA 检查作为定期体检项目？以前的思路大概是这样，通过直肠指检粗略评估前列腺，如果存在增厚区域且 PSA 高于正常水平，病人有理由进行活检，这属于常识。然而，现实生活并没有这么简单。

在很多情况下，显微镜下只能观察到少数几个癌细胞，很难预测这些细胞是否会生长、扩散并危及病人的生命。在某些情况下，这些癌细胞处于休眠状态，几乎永远不会损害病人的健康。

但我们必须认识到，每个病人都是不同的。正如我之前提到的，一直以来人们普遍认为黑人在某些情况下容易患上更具进袭性的前列腺癌。

癌症治疗必须因人而异，没有哪一种做法能适用于所有人。换而言之，对于黑人男性这类高危人群来说，定期监控也许并不够。这些病人需要意识到，他们适合更积极地进行检查，也许还要接受医学影像研究分析。

现在让我们回头来看负责任的医疗机构给出的一般指导原则。美国预防服务工作组并没有推荐定期进行前列腺癌 PSA 筛查。然而，这项检查适用于以下几类病人：有明显的前列腺癌家族病史，尤其是一级亲属（兄弟、父亲）中有相对年轻的人患上前列腺癌；黑人；预期寿命至少还有 15 年。

2009 年，《新英格兰医学杂志》（New England Journal of Medicine）上发表了两项里程碑式的研究：通过定期筛查，更多的病人确诊患上这种疾病，但癌症死亡人数并没有减少。这表明在早期阶段确诊前列腺癌对于大多数病人的健康幸福几乎没有影响。

美国癌症协会建议采用共同决策的做法，不推荐平均风险的人群定期接受检查，但对于家族病史为阳性的个体和非洲血统的男性，这方面风险更高，应坦率讨论是否要进行检查，以及如果结果异常该怎么办。

出现在文章中的所有事实和数字似乎都只是学术问题，直到涉及你自己的 PSA 和你自己的前列腺。然后，一切变得利害攸关。

要当个对自己负责的病人。针对 40 至 74 岁男性进行的一项调查研究发现，有 54% 的人表示，尽管他们已了解建议和风险，仍然希望接受 PSA 检查。得克萨斯大学的一项研究发现，75 岁以上的男性有超过 40% 的人仍在接受 PSA 筛查，因为他们的基层医生继续进行这项检查。

关键在于：虽然不同专家的意见还存在争议，但在大多数情况下，有分量的证据和医疗实践的标准支持每年进行一次直肠指检和 PSA 检查，或者根据病人年龄和患前列腺癌或直肠癌的风险提高检查频率，但这些需要进行坦率的讨论。

你可以这样与医生讨论：

医生："我完全理解你对前列腺癌的担忧。当然，我们可以进行 PSA 血液检测，但如果数值升高，我们就必须谈一谈接下来怎么办。"

你："我们在这个问题上采取共同决策。我了解情况，希望进行这项检查。"

现在，让我们来谈谈男性避而不谈的一种癌症。睾丸癌是 20 至 34 岁男性最常见的癌症，这就是为什么体检时需要检查每个睾丸。每个男人都应该至少每月检查一次自己的睾丸。不要忽略阴囊或腹股沟出现的无痛肿块或疼痛不适。如果你觉得有问题，可以进行睾丸超声检查。这需要在睾丸上放个小装置（看起来像个麦克风），然后检查超声图像上的癌性肿块或可疑区域。

▷ 巴氏涂片检查和盆腔检查

所有现在或以前性行为活跃的女性，或者 18 岁以上的女性，都应该每年做一次巴氏涂片检查和盆腔检查。如果一位女性连续三年或更长时间每年检查结果正常，医生可与病人进行讨论并共同决策，酌情决定是否降低巴氏涂片检查的频率。

如果能尽早发现，宫颈癌是一种可预防、可治愈的癌症。阳性淋巴结意味着癌症已扩散，治愈的可能性会急剧降低——通常完全没有希望。治疗方法一般是化疗和放疗综合治疗。定期进行巴氏涂片检查是避免这类肿瘤所需的痛苦治疗的最佳方法。

在你的年度体检项目中加入巴氏涂片检查和盆腔检查。巴氏涂片检查的过程是用一个小刷子插入子宫口，刮下细胞放在载玻片上或小瓶子里，在显微镜下观察，并在这个过程中对女性生殖器官和直肠进行体检。

曾经，女性无论年龄多大都会每年定期接受巴氏涂片检查和盆腔检查。如今人们逐渐认识到，对于年满 70 岁或 80 岁的女性，需要重新评估这项建议。如果一位女士性行为不活跃，之前的巴氏涂片检查结果也没有出现过异常，在 70 岁之后停止每年的巴氏涂片检查显然是合理的。

但同样要注意，很多建议需要考虑每一位具体病人的情况。例如，如果一位 30 多岁的女性有多个性伴侣，性行为活跃，她肯定需要每年进行巴氏涂片检查和盆腔检查。另一方面，如果一位女性独身，也没有任何明显的妇科病史，巴氏涂片和盆腔检查的频率较低也很合理。

老年女性应警惕绝经后的子宫出血，子宫癌的早期迹象可能就是阴道出血。再次强调，早期发现的癌症治愈概率要比已扩散的癌症大得多。在大多数情况下，出血不是严重问题，但如果一直持续下去，就需要注意。

你的医生可能建议检查子宫内膜组织样本（活检），尤其是在绝经后出血的情况下。务必索取病理报告的副本，从而不至于对显微镜下观察到的东西出现误解。刮取子宫内膜（用于活检）是一种低风险的门诊手术。偶尔会通过这种方式检查到卵巢的癌细胞。再次强调，尽早发现会提高长期治愈的概率。不要忽视身体出现问题的迹象。

如今这一代年轻女性可以打预防宫颈癌的疫苗。这对于美国和全世界的弱势群体尤其重要，遗憾的是对她们来说宫颈癌仍然是主要死因之一。这种癌症疫苗还有继续坚持研究下去的价值，因为有些宫颈癌的起因是暴露于人类乳头瘤病毒（通常通过性传播疾病）。这也许能为治疗另一些病毒引起的癌症提供模板，但现有疫苗还不适用于几种主要杀手：肺癌、乳腺癌、结肠癌和前列腺癌。

▷ 隐私健康和激素

绝大多数女性是家里负责做出健康决定的人。她们与避孕有关的健康问题一般笼罩着强烈的政治和宗教色彩。我在这里不打算提出任何建议，我只想说：女性的健康是她的隐私问题，只有她的医生可了解。病人自己的选择优先于任何问题或任何其他人的意见。

女性健康专家，比如妇科医生和产科医生是这方面的专业人士，而我不是。对病人的生殖区域进行体检是个微妙的私人交流过程，尴尬是个无法忽视的问题。

也许因为女性比较抗拒每年检查或讨论生殖健康问题，包括更年期的问题，针对这方面的药物或干预措施提出建议的"隐私"网站出现爆炸式增长，有时这些建议非常危险、缺乏科学背景。广告花言巧语、非常诱人，而且承诺绝对满意，几乎没有风险。我尤其担心网络医生开出激素或激素替代疗法的处方。

我认为这些医疗从业者是避孕和更年期治疗的法外之地，我对出售男性健康激素和勃起功能障碍药物的网站看法也一样。他们避开了医疗关系中的一个关键部分：面对面讨论病人的担忧，对隐私区域进行专业检查（美国有些州的法律要求，男性医生对女性病人进行盆腔检查时，诊室里应有陪同人员在场。）

与所有医疗项目一样，通过复杂的激素调节缓解更年期问题也存在风险。如果进行了初步检查（并且不是通过远程医疗进行的），我会对这类业务感到更安心。

▷ 乳房自检

每一位阅读本书的女性都知道，乳腺癌是一种波及全国的灾难。美国有九分之一到八分之一的女性会患上这种癌症。乳腺癌会在情感上和心理上产生深远的影响。乳腺癌的激素治疗已取得惊人的进展，为长期治疗效果带来很大希望。但我们需要认识到，就像结肠癌一样，尽早发现这种癌症是关键所在。

每一位女性都知道，乳房自检并非绝对可靠，但我们也都知道，你应该每个月检查一次。有些研究认为乳房自检是没有必要的。事实上，像这样的标题《研究发现没有证据表明乳房自检可拯救生命》令我感到厌恶。《国家癌症研究所杂志》（*Journal of the National Cancer Institute*）上发表的一项研究发现，自我检查乳房发现肿块的女性，在接受一次小手术后治疗效果良好。研究人员的底线是不要在已经很高的医疗费用中再加上这些不必要的活检。

研究人员也得出结论，医生不应该花时间指导女性如何进行乳房自检，而是应该花费更多时间指导女性了解乳腺癌的症状，比如肿块或乳头溢液，也应该花费更多时间在诊所进行临床乳房检查。

我认为女性应该积极主动询问乳房自检的方法。显然我们正在认识到，只靠身体检查不足以发现癌症，因此这种做法必须与乳房X光检查配合使用。

苏珊科曼乳腺癌基金会进行了一项颇具启发性的调查，发现20到30岁的年轻女性如果没有每月进行一次乳房自检，主要是因为大多数人不认为自己存在风险。当然，身为女性和年龄增长都属于风险因素，但乳腺癌对于较年轻的女性来说同样是一种主要癌症。不幸的是，年轻女性诊断出的乳腺癌往往更具进袭性。

▷ 乳房 X 光检查

乳房X光检查可以发现一粒米大小的肿瘤，从而提升治愈的概率。我的女性病人告诉我，一想到要做乳房X光检查就会使她们感到非常焦虑。乳房X光检查的门诊区域是医疗机构中最紧张的地方之一，原因显而易见。

每一位女性都知道放射科医生在找什么，每一位女性都害怕在胸口发现恶性肿瘤。我一般都会询问病人，接受这项检查会让你在多大程度上感到不适。对于某些女性来说，这项检查很顺利，不会引起多少不适，但对另一些女性来说可能非常难受，我想目前还没有人真正了解原因，也许取决于医学技师的能力。乳房的大小和形状似乎并不会影响这种不适的程度。有一项因素使病人多少可以忍受这项检查，不适感只会持续片刻时间，大多数病人可以理解检查过程中"忍耐"一下乳房被压迫是很重要的。

虽然医疗界对于乳房X光筛查的时间安排存在一定争议，目前美国癌症协会建议在40岁时开始进行乳房X光检查，然后每年一次直至70岁或

75 岁，甚至更晚。女性应每年进行乳房 X 光检查，并结合临床乳房检查。医生在这个过程中仔细检查你的双侧乳房，触诊（或感觉）乳房组织，在你处于坐位、卧位，以及站立并把双手放在臀部时分别检查一次。医生会尤其关注锁骨后面和腋窝处的淋巴结。

为什么淋巴结如此重要？恶性肿瘤越大，侵犯淋巴结的可能性越高。如果能尽早发现乳腺癌，治愈的可能性较高。一旦癌症转移到淋巴结，治愈概率就会下降。尺寸较大的恶性肿瘤治愈概率也会下降。

不要依赖"系统"给你发送下一次乳房 X 光检查的提醒。你要记住自己接受乳房 X 光检查的时间，并在大约一年后安排下一次检查。到了 40 岁绝对要开始进行这项简单的三维 X 光筛查。

男性也同样可能患上乳腺癌。（不过女性永远不会患上前列腺癌！）如果出现无痛肿块或乳头溢液，需要通过乳房 X 光检查和仔细的身体检查进行评估。一般要进行活检来确定诊断结果。这些男性中有大约 30% 存在乳腺癌阳性家族病史，包括男性和女性家族成员。这就是为什么医生应该询问你的家族病史。

▷ 筛查是不够的——肺癌

说到肺癌，没什么神秘的。肺癌对于男性和女性来说都是癌症死因的第一位，在所有癌症死亡病例中占了三分之一。这种癌症是可以预防的，因为几乎在所有情况下，吸烟都是那把"刚射出子弹还冒着烟的枪"。

这个发展过程很简单：你开始吸烟的年龄越小，在你逐渐缩短的一生中吸的烟越多，风险越大。但无论什么时候戒烟都不晚。研究表明，在停止吸烟数年之后，患上肺癌的风险会降低，最终，风险会接近于不吸烟的人。

在胸部 X 光检查能看出肺癌时，说明病史至少已有四到六年，可能存在十亿个癌细胞，所以你不能依赖于胸部 X 光。幸运的是，尽早进行螺旋CT 扫描也许能更早地发现肺癌，如今有证据表明，通过这种方式对吸烟者进行筛查可以更早发现肺癌并降低死亡率。

我们平时可以怎样发现肺癌？病人常见的症状是咳嗽带血痰、呼吸急促、肺炎、体重减轻、骨头疼痛、声音嘶哑、肩膀或手臂疼痛，就像我的继父一样。如果癌症已扩散到大脑——因为肺癌具有高度进袭性——病人可能会感到手臂或腿部虚弱无力、感觉混乱、出现头痛或癫痫发作。

很少有晚期肺癌病人的寿命能超过一年，但也确实可能发生奇迹。我的一位病人患上了致命的、高度进袭性的肺癌，在治疗过程中从心脏和主动脉周围的身体结构中切除肿瘤。他经历了非常艰难的术后恢复过程，但最终完全康复。

▷ 健康咨询和癌症相关体检

我们都知道，必须尽早培养和巩固良好的习惯。这就是为什么美国癌症协会推荐年轻人从 20 岁开始每三年进行一次癌症检查和健康咨询，40岁之后每年一次。

下面列出了医生在年度体检中对其他身体部位的检查内容。

甲状腺：如果你的甲状腺（位于颈部前方）增大，用一根针进行简单的活检就可以确定是否存在癌症。在此之前一般会进行超声波评估，把一个类似于麦克风的装置放在脖子下面喉结附近。如果能尽早发现，治愈的概率很高。

淋巴结：如果淋巴结增大，可能意味着淋巴瘤或霍奇金病（淋巴结癌或骨髓癌）。但大多数淋巴结肿大的问题并不是癌症。

口腔：简单检查你的舌头、上颚、嘴唇和脸颊（内部），尽早发现可治愈的癌症。洗牙师在清洁牙齿的同时也要进行这项常规检查。他们会最早发现口腔癌，尤其是吸烟和咀嚼烟叶的人。

皮肤：如果你或你的医生发现一颗痣，可以通过一些具体方法确定是否是属于恶性。如果能早早切除几乎可以保证治愈；如果不能尽早发现，你可能会面临一次大手术，很可能需要化疗，也许还包括放疗。

▶ 你是否年纪大到没必要进行筛查？

关于什么时候开始进行癌症、糖尿病、心脏病和其他疾病的健康筛查，医生一般可以达成一致，但是关于什么时候停止筛查，我们无法达成一致。有些医生认为，75 岁也许意味着可以停止乳腺癌、结肠癌和宫颈癌的常规筛查。总之，他们认为假阳性和手术可能会为年纪较大的人带来更多伤害。一位 90 岁的男性前列腺长了个小肿瘤，但他更可能死于其他原因而不是前列腺癌。他们认为抢救后的幸存年限无法带来经济利益（当然，他们讨论的不是你的父亲）。但我有一些年过 80 的病人看起来只有 50 多岁，活力十足、积极主动，我们确实需要为这些病人提供可选择的筛查工具。

如今，关心具体病人的专家和负责国家卫生政策的专家之间关系紧张。还有一条中间路线：每一个病人需要被视为一个具体的人，而不是冰冷冷的统计数据或某位经济学家电子表格上的一个光点。

我们需要承认，我们比历史上任何一代人都更长寿（理由充分），如果一位已婚女士现在 65 岁，她很可能活到 90 岁以上。如果体检筛查会带来痛苦或者准备上的麻烦（比如有些人觉得结肠镜检查的准备工作很困难），而且病人没有提及这方面也有负面的家族病史，那么问题不大，你可以放弃体检。但对于一位可能活到 100 岁的 80 岁女性来说，进行乳房 X 光检查是合理的。

想想看，人们活得更长，是因为我们现在会筛查并发现高血压、癌前病变、血糖升高、小块皮肤癌、直肠息肉——我肯定愿意相信是这样。

但这要由你自己来做出决定。一般来说，如果你的预期寿命还有 10 年以上，合理的选择是每年继续筛查。

我的筛查处方

面对疾病，最强大的威慑力量和作战武器之一就是去见基层医生，他们可以为你提供进入医疗系统的途径，并适当地解释症状和体征。同样重要的是，认真的体检和全面的病史可能会发现早期疾病，或者在病还可治愈、可控制的时候发现疾病。

筛查就像深深嵌入美国癌症协会内部的咒语。癌症（或任何疾病）发现和治疗的时间越早，预后越好。我完全没听说过晚期癌症的预后比早期癌症更好的例子。因此，每个人及其医疗服务提供者应携手合作，列出可接受的筛查，以便在可治愈阶段发现癌症。

与你的医生、执业护士或医师助理建立起健康合作关系。他们是你可以与之讨论的人，可以信任的人。但归根结底，你的健康取决于你自己。

意义和目标是人生中非常重要的主题。我们每个人都有机会、天赋和才华以某种微小的方式改变这个世界。但如果没有健康，我们就无法做到这一点——健康是最好的祝福。

第 *9* 章

你的预防处方

事实上我们每个人都可以让这个世界变得比现在更好一点，但我们必须存在于这个世界上才能做到。

牵一发而动全身。生活方式的选择确实会影响我们活得多好、活得多长。

一些研究表明，我们的生活方式和行为选择影响了我们 75% 的生活质量和寿命。年龄的增长带来智慧的增长。我汇总了一些最好的理念，关于在所有方面怎样停止、调整和改善生活方式，为你带来一些轻松实用的建议。

锻炼：真正的青春源泉

我开不出任何比锻炼更强大有效的药物处方，原因如下。

当为全国各地的观众演讲时，我会把一加仑牛奶带到讲台上。为什么？因为观众中 70% 的女性和 25% 的男性在 70 岁时拿不动一加仑牛奶——重量约 4.5 千克。70 岁之后，很多人在没人帮忙时无法从地板上爬起来，或者从椅子上站起来。想一想这种情况。

30 岁以后，我们的肌肉就走上了下坡路。在这个时间点，我们的肌肉量和灵活性开始下降。随着年龄的增长，老年人会弯腰驼背——很大一部分原因是大自然为了让我们保持稳定。

灵活性下降的人向前弯腰时跌倒的风险更高，可能导致髋部骨折和其他严重问题。注意：如果想要远离辅助生活设施，最重要的肌肉是大腿肌肉。身体虚弱的老年人难以保持稳定，他们很容易跌倒，这相当于购买了一张前往疗养院的单程票，他们退休后的黄金岁月很快黯然失色。跌倒过一次的人还会有再次跌倒的风险。物理治疗师可以进行步态分析，讨论怎样预防跌倒。

美国显然有很多沙发土豆，也就是一直泡在电视机前的人。我们甚至不用离开沙发去换电视频道——我们可以使用遥控器。我们甚至不用下车打开车库门——我们可以使用遥控器，而且我们很少用步行代替开车。令人惊讶的是还没有人用遥控器打开冰箱门，不过我怀疑那就是下一项发明。

越来越多的美国人正在长胖，儿童和青少年的肥胖问题尤其严重。我们已经知道，关于衰老的长期研究给出了明确证据，久坐不动的生活方式就像吸烟、高胆固醇和高血压一样属于早逝的风险因素。随着越来越多的人居家工作，如今甚至用不着从公交站走到办公室，或者从停车场走到格子间。

至于癌症，在我看来毫无疑问，身体健康的人患癌症的可能性要比不健康的人低得多。定期锻炼可以使某些身体系统恢复正常，比如激素制造和脂肪储存，在你超重或肥胖的情况下，这些系统会受到扰乱。如果病人明显超重，有些外科医生会犹豫是否能做膝关节置换手术。

▷ 锻炼的新定义

身体活动究竟是指什么？在晨光中练习瑜伽拜日式，太阳落山时在宁静的湖面上玩皮划艇，伴随着最喜欢的歌曲跳舞，牵着孙辈的手散步穿过附近的公园，修剪玫瑰丛，这些都是快乐健康的生活中的运动，也是你身体期盼和需要的运动。

肯特州立大学的研究人员发现，如果某类人群唯一的锻炼就是用大拇指点击智能手机，这类人群的健康水平会更低。他们甚至为这些重度手机用户起了个新名字：手机土豆。

身体活动可以带来惊人的益处，包括提高自尊、积极的身体形象，以及健康的感觉。当我们积极参加身体活动时，我们的思维过程和创造力都会变得更加强大。

没有人确切知道锻炼到什么程度才够，专家团肯定也无法告诉你怎么做最适合你。但只要能让数百万躺在沙发上不动的美国人站起来，这就是一个开始。你可知道，一个体重 70 公斤的人以每小时 5.5 公里的速度步行，每分钟可以燃烧大约 5 卡路里，而同一个人坐在电视机前，每分钟只能燃烧 1 卡路里。至少在广告时间站起来四处走走。

持续的行为改变需要慢慢实现，所以，如果你收到的建议是锻炼 30 到 60 分钟，但你克服不了障碍什么也没做，不要就这样投降。只要开始什么时候都不晚：先迈出第一步，然后逐渐找到你的舒适区。

如果你想知道自己是锻炼得太努力还是不够努力，你可以在锻炼时进行谈话测试。如果你不能轻松念出一段话，说明你已经努力过头了。谈话测试提供了一个简单可靠的指标，帮助跑步者找到适当的训练强度。

～～～～～～～～～～

有氧英里

简单来说，有氧英里就是你慢跑一英里消耗的能量。也许你不喜欢慢跑，但你可以通过其他形式的锻炼燃烧同等程度的卡路里。下面给出了一些例子，相当于 1 有氧英里的身体活动：

· 任意速度步行 1 英里

· 中等速度骑车 12 分钟

· 用力划船 12 分钟

· 游泳 24 分钟

· 打网球 20 分钟（如果比赛很激烈则 11 分钟）

· 以适度节奏举铁 15 分钟

· 轻松的园艺工作 60 分钟

· 以轻松的节奏伴随音乐进行有氧运动，持续 20 分钟

刚开始锻炼的人应努力完成相当于每周 6 有氧英里的运动。身体素质良好的人可提升到每周 10 有氧英里。根据美国运动医学会（ACSM）的《运动测试指南》，身体素质优秀的人可达到每周 15 有氧英里。

～～～～～～～～～～

▷ 不用就消失

这不是什么新咒语，我说的是举铁。但我不是指杂志上那些古铜色皮肤、胸肌明显的大力士，也不是指那些金发飘逸、腰围 60 厘米的绝世美女，我指的是你和我。

这是健身活动中被人们严重低估的一块拼图。很多人一想到举铁就会退缩，但研究结果很有说服力，而且这种锻炼方式很容易掌握。第一步是由医疗护理人员进行检查，确保你的身体状况适合举铁。听起来可能有点奇怪，什么原因会导致人们无法锻炼？但这是为了确保你没有心脏病或严重骨质疏松症之类的疾病。在这些情况下，我仍然希望你进行锻炼，但你需要调整锻炼方式——慢慢来应该就没问题。第二步，如果检查结果是绿灯，遵循以下简单规则：

·如果你希望寻求指导，找个有资质的私人健身教练或力量体能教练（很多人会自称教练，但你要请他们出示资质证明）。与专业人士进行一次讨论，可以帮助你确定从多大重量开始，学习正确的技术。在此之后你可以自己当自己的教练。

·开始使用手持重物，比如哑铃（易拉罐是节俭版的杠铃，价格便宜得多，也可以用空的塑料牛奶瓶装满水或沙子）确定你可以轻松举起的重量。

·合理的训练计划取决于你可以轻松举起多大重量。确定你可以用一只手臂自然举起的最大重量。如果是 10 磅（4.5 千克），你可以把这个重量的大约 80%，也就是 8 磅（3.6 千克）作为举铁的基准重量。假设你用二头肌弯举可以举起 20 磅（9 千克），80% 就是 16 磅（7.2 千克）。

·合理的训练计划一般会重复 8 到 12 次（称为一组），在最后一次重复时肌肉达到疲劳极限。这一举需要你挑战自己的极限。只要完成一组动作就能实现举铁的大部分益处。完成多组动作可以增强力量，但只有一点点。回报率最高的是重复 8 到 12 次的一组动作。

·每隔一天举铁可以增强肌肉，有助于避免骨质疏松症和其他严重健康问题。

▷ 把身体活动融入生活中

现代社会肯定不会使锻炼变得更容易。如今还有多少工作需要身体活动？尤其是如今新冠疫情期间很多工作采取居家办公或混合办公模式。很多人长时间只有手指、手和嘴巴在动，最多走到冰箱旁边。仅此而已。

我们在生活中已经把身体活动排除在外。

我在妙佑国际医院的一位同事协助发明了办公桌跑步机（TrekDesk）——办公桌台面和计算机位于一台跑步机上方。使用者一边缓慢行走，一边完成普通办公室职员的所有工作。一些客服中心配置了跑步机办公桌，客户服务代表们每次使用跑步机一小时。据我的消息来源说，员工非常欢迎这种活动方式。从这个角度看，我们还有希望。

站立办公桌怎么样？考虑买一台放在家里或办公室里。站着总比坐着好。甚至可以把你的笔记本电脑放在厨房柜台上，创造你自己的站立办公桌。

日常家务不算烦人，除非你已经做不到。打开一罐腌菜，从椅子上站起来，爬上一段楼梯。这些日常活动看似简单，但如果你没有足够的肌肉力量能做到这些事情，你会失去独立性，你的生活质量再也无法像以前一样。

说到锻炼，你最好按我说的做，而不是仿照我的做法，请记住，我在这方面已经坚持了很多年。我是个马拉松运动员。我在新泽西长大时是个瘦小的孩子，别人告诉我，因为我没有约会，没有社交技巧，也没有运动天赋，我最好成为一名长跑运动员。我很幸运，从骨科的角度来说很有天赋。我跑了14次马拉松，从来没有受过重伤。

我现在已经快80岁了，在我这个年龄段的比赛中一般都能获胜。为什么？因为其他人都接受了髋关节或膝关节置换手术。

我每周举铁三天，锻炼所有的肌肉群，并适当拉伸，尤其是在完成所有训练计划之后。我早早就寝，睡眠良好，享受没有痛苦的生活。

我们学到的经验教训是，每个人都必须从短跑开始。在这个过程中，想象自己获胜，然后继续前进。享受这段旅程。

营养：你放进购物车的东西决定了你是怎样的人

《女士家庭杂志》（Ladies' Home Journal）派了一名记者和一名摄影师跟踪报道我和我的妻子佩吉在食品杂货店里购物。让我给你一个《读者文摘》（Reader's Digest）的版本：很多重要信息出现在我们抵达商店之前——就像佩吉每天提醒我的，我们放进购物车的东西确实会决定我们是怎样的人。

佩吉是一位注册营养师，现在已经从临床实践中退休。就像所有的行为改变过程一样，你需要有充分的理由才能改变自己的饮食习惯。成为心脏科的病人就是其中一个原因（然后你会来见佩吉）。经历心脏病发作也是其中一个原因（心脏病发作的人有三分之一未能活下来），而超重则会导致心脏病。

"超重"和"肥胖"是有区别的。就成年人而言，肥胖可以定义为男性腰围大于 100 厘米，女性大于 89 厘米。其实你用不着找个卷尺测量数据。照照镜子就能知道。

根据卡路里控制委员会（Calorie Control Council）的数据，美国超过一半人口正在控制饮食，这个委员会是由低卡路里、低脂，以及"清淡"的食物和饮料制造商组成的非营利协会。这是个非常关心饮食问题的群体。理论上，所谓的清淡食物应该有助于使美国人更苗条而不是更臃肿。然而，"低脂""低卡路里"和"清淡"给了吃东西的人可以轻松控制体重的虚假承诺。低脂饼干仍然含有卡路里，这就是问题所在。

～～ ～～ ～～ ～～ ～～

简单的数学

卡路里是食物中储存的能量。如果你摄入的卡路里超过了身体消耗的卡路里，你会把多余的能量储存起来，大部分以脂肪的形式储存，你的体重就会因此增加。

～～ ～～ ～～ ～～ ～～

我不想说肥胖症正在美国蔓延，但早在我十几年前撰写本书第一版时，洋基体育场已经拆下旧座位，换成数量更少但更宽的新座位，以容纳体型不断增大的粉丝。如今，我们经常看到所有的东西都在变得更宽，从椅子和公交车座位到浴室隔间和楼梯。航空公司和汽车制造商配备了安全带延长器。医院为大号病人提供加宽的轮椅、更大的带轮病床和血压计袖带，以及专用外科工具、针头和输液管。甚至连棺材都变大了。

也许从现在开始，我们应该不再把注意力放在节食和规定饮食上，而是更加关注涉及健康饮食习惯的永久性行为改变，进而成功地管理体重。长期看来，节食是行不通的。

在妙佑国际医院，经常有人询问妙佑食谱。这是一个网络骗局，一个都市传说。这些"神奇"的食谱被人们信以为真、广泛流传，其实与我们机构毫无关系，顺便说一句，我们被问到这个问题时会回答："没有这种东西。"我们提供的是一种全面的、因人而异的终生饮食方案。

不过，我的同事们于 2010 年制定并出版了《妙佑国际医院饮食方案：好好吃饭、享受生活、减轻体重》（ *The Mayo Clinic Diet: Eat Well, Enjoy Life, Lose Weight* ），这本书详细介绍了一个很受欢迎、切实可行的饮食方案，我完全赞同。

▷ 计算卡路里

对大多数人来说，卡路里确实很重要，关键是卡路里密度，也就是一定体积食物的卡路里含量。小小一根万圣节糖果棒含有大量卡路里，但并不能让你吃饱；而一大碗低卡路里空气爆米花你可能吃不完。选择哪一种零食更好？

吃下足量的食物才能产生饱腹感。选择一大碗葡萄，而不是一把葡萄干（卡路里相同）。一个能让你吃饱，另一个会让你去冰箱里寻找更多食物。

关于饮水的注意事项：你仍然需要每天喝 6 到 8 杯水（一杯大概 236 毫升）。我建议你在吃饭时以及两顿饭之间选择水作为饮料。随身带个 600 毫升的水瓶。

基本事实 1：你不可能永远遵循流行食谱。这类食谱承诺你可以一边吃那些禁止的食物一边减肥，它们就像那些食物一样诱人。目前流行的食谱确实会产生效果，你的体重会减轻——然而是出于完全错误的原因。

例如，你靠着流行的高蛋白饮食减轻体重，因为你不吃碳水化合物（土豆、意大利面、面包、水果和蔬菜），这些食物在你每天摄入的卡路里中一般应至少占一半。但并不是转向高蛋白质饮食或者戒掉吃糖的习惯导致你体重减轻，而是减少碳水化合物导致体重减轻。

写节食畅销书的医生不会告诉你，你几乎不可能坚持高蛋白低碳水的饮食。事实是，你不可能一辈子每天只吃牛排和熏肉，喝明星做广告的液体蛋白质饮料，你也不应该尝试这样做。这些食谱只要一停下来，你的体重就会报复性增长，因为你的身体会迅速补充失去的肌肉和脂肪。

你肯定知道生酮饮食，它最初是为了帮助减少儿童癫痫发作次数。生酮饮食用于减肥时，结合了高脂肪（大部分属于饱和脂肪而不是优质脂肪）与低碳水化合物。我们并不了解生酮饮食的长期安全性，这种饮食模式是不可持续的。我不否认有些人通过这种食谱成功实现了他们的目标（无论是什么目标），甚至控制了糖尿病，但我强烈建议你先找注册营养师咨询。

基本事实 2：节食食谱会使你的身体挨饿。只摄入大量蛋白质很危险，可能最终导致一种称为酮症的疾病，身体产生大量具有毒性的酮体，可能对你的肾脏造成无法修复的损害。除了引起口臭和恶心之外，产生的酮体会使你的新陈代谢发生极大变化。处于这种身体状况下（类似于饥荒中的人），身体的反应会与你的期待背道而驰——无法正常消化食物，你吃下的一切东西都会使你发胖。

这里的陷阱是：高蛋白饮食往往等同于摄入太多肉类中的饱和脂肪，可能导致胆固醇水平升高，从而心脏出问题的风险更高。

节食食谱的另一个极端是只有水果和蔬菜、脂肪含量极低的饮食，这种食谱可能带来危险，因为无法提供人体所需的钙、蛋白质和其他营养。而且也不是所有人都喜欢这种素食主义的食谱。一些食谱试图将脂肪摄入量控制在 10% 或 20% 以下，因为不含动物蛋白往往无法令人感到满足，最终不得不添加瘦肉和鱼肉来填补营养缺口。重点在于：排除某些特定食物的食谱可能都无法产生效果。

值得记住的要点是，我们摄入的食物总量基本是不变的（这就是为什么严格限制饮食没有效果）。最佳策略：选择体积较大的食物搭配蔬菜，然后吃下和平时同样的量。你摄入的卡路里会减少，同时仍然能吃饱并感到满足。奶酪蛋糕可不行。再说，人们是不是总感觉没吃够？

一项关键发现：针对一些成功的节食者——他们多年保持体重不变——进行的研究发现，他们通过关注营养密度来限制脂肪卡路里。换句话说，他们知道吃苹果比糖果棒更好。他们有强大的社会支持系统，我知道你也是靠这个系统保持健康。同样重要的一点是，他们让身体活动成为生活的一部分。你知道，我总会找个地方进行锻炼。

一个目前流行的节食计划名为 Noom，声称有助于化解暴饮暴食的心理因素。Noom 的目标在于指导节食者养成更健康的习惯，但在我和佩吉看来，最关键的要素是长期坚持。如果这种计划适合你，你会吃得更健康，体重也能减轻，这值得庆祝——把你目前的做法坚持下去。

▷ 植物基饮食怎么样？

植物基食品富含维生素、矿物质、纤维，以及一些称为植物化学物的有益物质。所有这些物质都有助于预防某些癌症。此外，植物基食品的脂肪和卡路里含量一般较低，由此带来额外的好处是帮助你保持健康的体重。

如果你一定要吃零食，那就挑脂肪含量低的，任何时候都要选择烘焙而非油炸的零食。

我们来谈谈生物化学。有证据表明，随着年龄的增长，身体会产生一种名为自由基的化学物质。这种物质在某些情况下会引起麻烦，可能导致恶性肿瘤开始生长。这些化学物质还可能与心脏病有关。如果我们可以通过摄入抗氧化剂等营养补充剂来抑制自由基的产生，也许有希望防止癌症或心脏病的出现。我们尚不完全确定维生素 C 和维生素 E 等抗氧化剂是怎样发挥作用的，也许它们有助于减缓癌症的发展和衰老的过程。

实验室中的研究与生活中的实际应用之间存在巨大的鸿沟。一般来说，从饮食来源（你吃的东西）中获得的抗氧化剂可能比药店买的抗氧化剂药片更好。曾有研究人员认为维生素 E 有助于预防心脏病，但这一观点尚未得到证实。同样，使用抗氧化剂作为预防癌症的措施虽然在理论上很有吸引力，但尚未经过严格执行的临床试验的审查。

人们在试图控制或减轻体重时，可能会错误地戒掉牛奶、酸奶和奶酪。事实上，把低脂乳制品加入均衡的日常饮食中可能有助于控制体内脂肪。这些低脂食物还有助于降低患上骨质疏松症的风险——骨头变软可能导致骨折——因为其中含有保持骨骼强壮所需的钙。

大多数男性没有意识到自己也有患上骨质疏松症的风险。这种疾病已不再仅限于老年女性。喝牛奶和负重运动可以明显提升男性在目前和晚年保持骨骼强壮的概率。

▷ 快餐街的生活

你是不是一直忙个不停？很多时候，吃饭都是在快餐店里拿了就走或者当场吃掉。不过，在快餐店里也能做到吃得健康。只需注意让摄入的热量、脂肪和蛋白质保持平衡，当然，一切都取决于你那天还吃了什么。

虽然快餐食品上没有易于查阅的标签，你仍然可以确定其中含有什么。大多数连锁快餐店会公布菜单内容并给出具体的营养信息。快餐店的菜单上、网站上和一些手机应用软件上都会列出卡路里。

那么，你能在快餐店里吃得健康吗？当然能，只要小心一点。

遵循以下规则：

· 拒绝超大号食物。单独点每一样东西，只有在你想要高热量和高脂肪含量时，超级套餐才划算。只点单层汉堡，别点甜面包。

· 喝低脂牛奶或清水代替饮料。不要给任何东西加糖。

· 水果。没错，有些快餐店可以买到水果。

· 沙拉一般是比较好的选择，但要仔细选择调料，或者只用部分调料。把叉子蘸进旁边的调料里，然后戳一下你的生菜。

· 在这一天余下的时间里，饮食要节制。

即使你提前研究过菜单，外出就餐这件事本身也会带来挑战。每一种食物听起来都很美味，你会根据自己的饥饿程度做出决定，你很可能饥肠辘辘，这就是你为什么会坐在餐馆里。如今很多餐馆喜欢以量大取胜。如果你看到食客拿着打包盒离开，可以猜测饭菜的分量相当大。

最佳选择是坚持点烘焙或烧烤的食物，而不是油炸食物。点菜时要求酱汁单放，或者用新鲜柠檬给意大利面、鱼或沙拉调味。沙拉酱也要求单放，不要直接倒在沙拉上。不要在烤土豆上涂黄油和酸奶油，试试沙拉酱或低脂干酪。

高档餐厅也许会允许你们共享主菜，只收你"另一个盘子"的钱。这笔钱值得花，你不会饿着肚子离开的。或者告诉服务员上菜前就在厨房里把一半食物装进打包盒。你看不见就不会惦记着，然后还能把一份美味的食物带回家明天吃。要求点小份食物也是餐厅完全可以接受的，我无法想象哪家餐厅不能满足这个要求。

▷ 关于超市的知识[1]

列个清单，反复检查两次。在你每次走进超市之前一定要列清单，否则你可能会买下一些做梦也没想到自己会放进购物车里的东西。同时，绝对不要在肚子饿的时候去购物，因为你会品尝免费试吃品，然后买下原本没打算吃的食物。

首先，坐下来列出这一周的菜单。这种事情属于熟能生巧。先确定主菜吃什么。例如，周一是鸡肉，然后决定搭配什么，比如沙拉和烤土豆。周二是鱼肉，周三是素食日，周四是汉堡包，周五也是鱼肉，周六是烤猪肉。然后再研究你想给每顿饭加点什么。

稍微改变一下观念，让肉类（蛋白质）成为一顿饭的配角。如果你选择吃肉（虽然我们不吃），不要超过每人 80 到 100 克，大概像一副扑克牌那么大，这就是一顿不错的饭。

烹饪正在成为一门失传的艺术。没有人愿意经常下厨，我们改为选择方便食品和快餐食品。这类食物快捷省时，偶尔吃一顿也无妨，这就是为什么超市会提供即食套餐。如今很多食品杂货店的熟食区卖的烤鸡好吃到能让人把盘子舔得干干净净。但要记得把鸡皮剥掉，把肉从骨头上撕下来，第二天还可以做鸡肉沙拉。

在商店外围靠墙的地方购物。你一边列出菜单，一边也逐渐列出烹饪

1　本部分在咨询注册营养师和持证营养师佩吉·门泽尔（Peggy Menzel）后撰写。

原料的清单。你会发现更好的选择基本都位于商店外围的位置。新鲜的水果蔬菜、烘焙食品、肉类、冷冻食品和乳制品一般摆放在周围一圈，而加工食品则放在中心区域。你的计划是在外围购物，只有在需要时才冒险进入中心。那里是危险的丛林！

根据大多数美国购物者的数据，你的平均购物时间是 41 分钟。

水果和蔬菜：把这 41 分钟的大部分时间花在水果和蔬菜上。挑选成熟或即将成熟的产品。当然，你的选择会受到季节和居住地点的影响。夏天，你会看到更多的西瓜、葡萄和芒果。水果就是要五颜六色的。尽量选择不同种类、颜色鲜艳的水果，比如草莓、蓝莓、香蕉、橙子、苹果和西瓜。

至于蔬菜，你的最佳选择是那些深绿色叶子的蔬菜，比如长叶生菜、红叶生菜或菠菜，而不是球形生菜。选择色彩缤纷的胡萝卜、花椰菜、甜椒（绿色、红色、橙色）、青豆、芦笋等等。一定要选的话，买没熟透的而不是熟过头的产品。

为什么要选择颜色鲜艳的？这样的食物都含有植物化学物（植物中的有益物质）、抗氧化剂和纤维。

关于有机食品的惊人真相

有机食品更好？有机只意味着在水果和蔬菜的生长过程中没有使用杀虫剂。如果你会吃水果的皮（比如苹果），这一点对你来说可能很重要。当然，很难避免吃下葡萄皮。

从商店回家后，我首先会去洗手，然后把水果和蔬菜清洗、漂净、晾干，去除所有残留物。水的效果就像任何专用喷雾一样好。关键是要把水果晾干，避免碗底积水导致食品变质。我们会把所有熟透的蔬果放在厨房台面上。有些食物，比如牛油果和梨，放在棕色纸袋里可以加速成熟。

把水果放在台面上漂亮的碗盘或篮子里，这样你就会看到（并吃掉）它。

佩吉一般来说更喜欢有机食品，她也比较喜欢这类产品的味道。她是农贸市场的忠实客户。

⌇⌇⌇⌇⌇⌇⌇⌇⌇⌇

肉：继续逛食品杂货店的外围区域，你会来到肉类区。有些人出于各种各样的原因选择不吃肉，这纯属个人决定。但如果你选择吃肉，可以靠一些小诀窍让肉类柜台为你带来助益。少一点更好，考虑一下每周只吃一两次红肉。地中海饮食金字塔以希腊群岛上的有利于心脏健康的饮食为基础，这种饮食模式把肉类和糖果放在基本同样的类别里——要限制摄入的量，不能每天都吃。试试用鱼肉或家禽肉代替牛肉或猪肉，或者更进一步选择纯素食。

在你挑选肉类的时候，选择标明里脊的切块。这部分基本是瘦肉，含有的饱和脂肪（有害物质）较少，屠宰商可能已经去除了所有可见的脂肪。如果没有，你可以自己去除。

鸡肉的做法多得惊人。两三斤重的一包无骨无皮鸡胸肉，可以供四口之家吃好几顿，但在烹调之前要把你买的鸡肉上面的皮去掉。如果你坚持带皮烹饪可以使鸡肉比较嫩，那就在进食之前把皮去掉——不要吃鸡皮。

奶制品：仍然是在食品杂货店的外围区域，拐个弯来到奶制品通道，你应该买脱脂牛奶。其实，脂肪含量1%的牛奶也不错。试试用豆浆、米浆和杏仁奶代替乳制品，这几种产品富含钙和维生素 D。燕麦奶怎么样？这也是一种理想选择，但要注意燕麦奶可能卡路里很高，因为添加了代糖。

注意酸奶上的标签，确保你拿的是含糖量很低的低脂或无脂酸奶。食用普通酸奶等于吃下一盒冰激凌。希腊酸奶会为你带来更多的蛋白质、较少的碳水化合物，这对于糖尿病患者来说尤其重要。低脂或无脂酸奶就像不会带来罪恶感的甜点。自己加入水果。试试把酸奶浇在天使蛋糕上，或者加入早餐麦片中。此外，不同的品牌口味也不一样。如果你不喜欢商店自营品牌或知名品牌，试试其他品牌。

除了每天一个苹果，还要每天喝一杯牛奶。喝牛奶的人在记忆力和大脑功能测试中得分更高。

谷物：为了找到面包，你可能需要冒险进入中央通道。寻找每片含有5克纤维素的面包品牌（很多品牌都有，这就是面包的作用）。与此形成对比的是，普通"店售"面包的纤维含量是每片 1/2 克到 2 克。这样你可以通过一个三明治摄入 10 克纤维素，超过了大多数人一天摄入的纤维素，但我们确实需要这种物质。事实上，我们每天需要 25 到 35 克纤维素。

标签上列出的最重要的成分是面粉本身。标签上的第一种成分最好是"100% 全麦面粉"。如果不是的话，把这个面包放回去，继续在标签上寻找这个词组。有些面包可能自称小麦面包、全麦面包、全谷物面包、7 种谷物面包或 12 种谷物面包，但不一定是真的。事实上，也许这些都是普通的白面包（精制面粉面包），只不过外观做成了棕色。只有标签才能说明完整的真相。如果是白面包，那你就尽量不要吃。

也许你不喜欢小麦面包，或者你的家人拒绝吃，试试一片全麦面包加一片白面包的三明治。但如果这样也不行，那就确保你在两片面包之间夹的是健康的食物。

熟食店：你能不能一路穿过熟食店，完全不会停下来免费试吃？新冠疫情在一定程度上导致熟食店的免费试吃不复存在。事实上，熟食店里可能有一些不错的选择，比如火鸡肉和烤牛肉的瘦肉部分。远离加工肉制品，比如萨拉米香肠或博洛尼亚大红肠。

在肉里加些奶酪。选择用部分脱脂牛奶制成的奶酪，如马苏里拉干酪。

新鲜的熟食沙拉很诱人，但要避免加入了蛋黄酱的那些品种，比如土豆和通心粉沙拉，也要避开棉花糖鲜奶油沙拉。如果你让熟食店给你做三明治，选择芥末而不是蛋黄酱，也可以选择低脂蛋黄酱或者一汤匙鹰嘴豆泥。

然后去收银台结账。目不斜视地经过糖果和汽水，薯片和饼干，超市小报和零食，还有打折面包。呼！可以松口气了。

▷ 糖尿病人的明智消费指南

美国有 3700 万人患有糖尿病，你也可能成为其中一员。还有一个更可怕的数字：9600 万美国人处于糖尿病前期。

撰写本书最新版时，我惊讶地发现，已确诊和即将确诊的糖尿病患者在不到 10 年的时间中数量增至三倍。

即使你没有患上糖尿病，也不存在这方面的风险，你也可能和需要控制血糖水平或面临风险的人住在一起。这意味着你们都需要把合适的食物放进购物车。

糖尿病患者的食品采购诀窍不是什么秘密。没有哪种食物是绝对禁止的，但营养师告诉我们，关键在于分量，以及你这顿饭还吃了什么。

你需要知道的一切都写在食品标签上。你可以查看营养标签比较类似的食物。需要关注的最重要的项目是分量、总碳水化合物和纤维素，尤其是如果你正在控制糖尿病，纤维素是你的好朋友。

很简单，碳水化合物在体内转化为葡萄糖（有些人称之为血糖或血液葡萄糖）。糖尿病患者需要注意碳水化合物的摄入量，因为他们的身体将其转化为能量的过程不会和没有糖尿病的人一样好或一样快。

如果你被诊断患有糖尿病，你需要知道每顿饭应限制摄入多少碳水化合物。有些人可能每顿饭摄入 45 到 60 克，加上每天的零食中含有 15 到 30 克。为了确定怎样做最适合你，务必和你的医生、认证糖尿病教育者或注册营养师谈谈，制定因人而异的饮食方案。

▷ 一天一片复合维生素足够吗？有必要吗？

让我先强调一点，我并不反对维生素，但你不需要摄入过量。你所需的一切营养都可以从食物中获得。但每天服用一片复合维生素让自己更安心，对于大多数人来说也没什么问题。你的医生可能会建议你服用特定的营养补充剂，但根据我的经验，有些服用维生素的人并不了解自己为什么要吃、应该吃多少，也不了解补充剂的作用是什么。

平时饮食健康的人不需要复合维生素。

我的营养处方

我们吃的东西确实决定了我们会成为怎样的人。就我个人而言，我会尽可能争取机会。当然，我不会认为自己可以完全避免患上癌症或心脏病，但我相信，如果我对自己负起责任，胜算会更大。你也一样。

只有你能对自己放进嘴里的东西负责。毫无疑问，超重是心脏病和某些癌症的诱因，你可以应用本章中的小诀窍坚持有利于健康的饮食。

如果这一章只能给你一项建议，那就是：阅读食品标签。你对某种食品需要了解的一切都写在营养标签上。或者你可以像我一样去农贸市场，本地农民在这里出售自家生产的几乎所有农产品，它们很适合出现在你的餐桌上。

从倦怠到平衡

曾经，如果你努力工作、正常出勤、完成任务，你的雇主会把你安排好，但那是以前。现在，美国打工人会感觉自己是可抛弃、可替代的。如今的职场人在整个职业生涯中可能经历至少五次工作变动——也许更多。退休派对上也不再有金表。

稳定的工作？这种事情已不复存在。兼并、收购、合并、重组和裁员造就了新时代的威利·洛曼，也就是《推销员之死》(Death of a Salesman)

中的悲剧英雄。还有亚历山大·佩恩（Alexander Payne）执导的精彩电影《关于施密特》（About Schmidt）中杰克·尼科尔森（Jack Nicholson）精准塑造的人物，展现出很多美国人离开企业茧房后会面临什么。我们见证了一次又一次的推销员之死。他们被飞速发展的技术抛下，仿佛站在站台上看着火车开走。

长期雇佣已经是过去的现象。如今不太可能有人在一家公司的保护伞下度过整个职业生涯，甚至不太可能置身于任何公司的保护伞下。尤其重要的是，疫情期间，微型企业和居家办公的情况不断增多，逐渐取代了办公室里的隔间。很多公司保护伞因为自身无能突然四分五裂，于是不负责任地抛弃无能为力的员工和心怀不满的股东。在 2021 年的美国大辞职潮中，员工们开始摆脱不愉快的公司环境。

无论你的职业地位如何，目前职位所需的技能都将在五到七年内被淘汰。你所在行业的知识体系可能每两三年就会翻一番。至于医学界，知识体系每 72 天就会翻一番。（是的，以天为单位。）

大约 70% 的上班族在一天结束时感到"精疲力尽"，一半人认为自己"压力很大"。目前，超过 25% 的美国人患有压力引起的疾病。新冠疫情也导致生活压力更大，这一点毫无疑问。

在引起倦怠的各项因素中，工作带来的压力只是其中之一。家庭带来的压力有多少？与配偶的关系不稳定、药物成瘾、青少年（还用多说吗？）、照顾年迈的父母、照顾残疾的家庭成员、关注自己的健康问题、财务危机、单亲、即将退休、无法填补的空白、诊断为癌症、孤独……

压力会抑制你的免疫系统，导致你更容易感染上传染病——比如流感或细菌感染，就像这次肺炎。压力会导致心跳加快，从而使你容易出现胸痛（心绞痛）和心律失常。压力甚至可能引起心脏病发作或中风。我们每个人都听说过有人因心脏病而猝死。大学期末考试期间，校医院会做好准备应对突然增多的上呼吸道感染。还是因为压力。

压力确实属于健康问题，如今谁没有压力？

工作本身就会带来压力，微笑服务会导致情况雪上加霜。需要付出"情绪劳动"的人员都非常清楚，自己的精神和身体承受着巨大的压力。情绪劳动是指服务人员需要控制情绪的过程，比如零售业售货员、行政助理、乘务员、客户服务代表、电话推销员、机场安检人员、餐厅服务员，以及其他需要应对挑剔客户的人员。

更不用说，很多医疗工作者和急救人员在疫情期间工作时间过长、劳累过度，并且明显处于风险之中。

美国宾夕法尼亚州立大学的研究人员认为，对于互动要求很高的工作会对心理和生理健康产生负面影响。"微笑服务，尤其是公司强制要求的微笑服务，也许会令客户满意，但与此同时，可能在情感上和身体上为员工带来压力，尤其是如果员工是被迫的或者并非真心诚意。"心理学副教授艾丽西亚·A.格兰迪（Alicia A. Grandey）称："工作压力不仅仅会导致缺勤、效率降低、疲劳和职业倦怠。在生理上压抑情绪会导致心血管系统和神经系统过度工作，并削弱免疫系统，随着时间的推移为整个身体带来沉重的负担。"

如果你的岗位也需要微笑服务，挑剔的客户开始来找你麻烦，学会改变你的情绪反应。我鼓励你花点时间稍微散个步、开始做深呼吸练习，或者试试在内心进行自我对话，这种做法可以让你重新评估一次糟糕的接待客户的经历——尤其是如果你的雇主没有类似于工作情况汇报的制度。

你还有什么选择？一份几乎不用承担责任，也不用与客户接触的工作？一方面，对于那些压力巨大、疲惫不堪的工作者来说，不费脑子的工作也许听起来很有吸引力。但换个角度来看，美国在职人员中，在工作中几乎没有机会做出决定的人，去世年龄比工作灵活性较高的人更早，即使那些灵活的工作同样属于压力很高的职位。

对自己的工作缺乏控制可能预示着你会早逝。换而言之，如果你对自己的工作几乎没有控制权，与工作压力很大但要承担更多决策责任的员工相比，你更可能出现工作压力导致的问题。

因此，工作的意义就像生活的意义一样，会对你的健康状况产生影响。

我们怎样才能在工作中找到意义和目的？ 没有简单轻松的答案，但科学界、商界和各种各样职业的长期生存者似乎都具有以下特点，我将在本书最后一章中更详细地讨论这方面内容。

· 生存者能保持健康。如果我们的健康状况恶化，其他事情都变得无关紧要。回忆一下你上一次做手术、得了流感、感染病毒、患上传染病，或者在车祸中受了重伤的经历。你最不会去想的就是你的投资组合或工作项目。

· 生存者有一种集体意识和归属感。他们会以某种方式与同事建立联系，一项共同任务可以产生一种集体能量，这比任何一个个体能够产生的能量更大。即使通过简短的电子邮件、短信、网络会议或手机通讯 APP 建立的连接不够完美，但至少存在联系。

· 生存者始终保持一种挑战感，他们永远不会自满。例如，我曾经对魔术表演家齐格弗里德和罗伊产生兴趣。我问他们，他们在拉斯维加斯表演了几千次同样的节目，紧张的日程安排令人身心俱疲，他们是怎么坚持下来的。两人的回答都一样，他们一直在努力让演出变得更完美——即使已充分认识到演出永远做不到完美。这让他们能够日复一日、夜复一夜演出，因为他们热爱自己的工作。白虎袭击罗伊的悲剧发生时，他们在心理上和生理上也能够应对。我在后台见到他们，他们给我的建议是：把每一场演出都视为你的第一次或者最后一次演出。

· 生存者一直在寻找新的挑战和机遇，把每一天都视为一份礼物和一种可能性。

关于时间

如今，时间管理已不再是可有可无的事情。如果没有时间管理，压力水平真的会失控。权威心脏病专家罗伯特·艾略特（Robert Eliot）医生说："管理你的时间，就好像这是性命攸关的事情……因为确实如此。"

一般美国劳动者正在逐渐成为光纤的奴隶。然而，这些所谓的节省人力的设备或技术——计算机、平板电脑、智能手机、电子邮件——其实根本没有节省任何时间。时间已成为套在我们所有人脖子上的绳套。实验室的小白鼠被这种无法控制的刺激狂轰滥炸时不会快乐，我们也都不会快乐。

你每个工作日会收到多少信息？让我们把这些信息视为干扰，包括电话、语音邮件、短信、电子计划的提醒音、寻呼机、电子邮件——所有的信息都需要回复。你多久看一次电子设备？你手里是不是抓着智能手机不放？你是不是疑惑为什么你的脖子（向下看时）会疼？或者为什么你的大拇指（打字时）会疼？这些都属于电子设备引起的新型疾病。

固定电话可能不会响那么多次，但你的智能手机一整天都在振动，提醒你收到信息。2022 年发送的电子邮件大概有 3330 亿封，你每天会收到其中 121 封以上。

一整天不断被技术设备干扰，只会使你更加难以完成任何任务。难怪我们压力巨大，却又什么都做不完。

如果我们允许干扰存在，我们正在犯下时间管理中最糟糕的五个错误之一。时间管理中的另外四个错误如下：

1. 没有把时间用在你自己的优先事项上，而是用在别人的事情上。

2. 低估任务消耗的时间（因为没有什么事情是简单的）。

3. 不假思索地回答"好的"。

4. 没有寻求帮助。

　　如果你在一项任务中途被打断，可能需要 25 分钟时间才能恢复原本的状态。所以如果有人敲门，或者收到短信，又或者有人请你抽出 10 分钟的时间，你平均需要 25 分钟才能找回之前的状态。

　　时间管理的要求很明确：如果工作和家庭中有一项任务非常关键——你需要去做这件事才能完成一项工作——那么你必须关掉智能手机和计算机，把注意力集中在这项任务上，否则永远无法正常完成。

　　要打赢时间管理的战争，烦人的会议也是一个战场。实际上，大多数会议只是为了例行公事或者了解情况而举办，收效甚微。哈佛商学院的一项研究表明，90% 的会议作用不大。与此同时，你坐在那里，时间滴答滴答地流逝。如果你的职权允许，要求大家严格遵循会议议程，提示开始时间和停止时间。否则你们就是在浪费所有人的时间。

　　权责分配是时间管理公式中的另一个获胜因素。没有哪个个体能够满足一个组织的所有需要。在每一天刚开始时，我们每个人都拥有很多能量。我们必须做出决定，怎样优先分配自己的时间和能力，否则别人会代替我们做出决定。积极有益的权责分配使我们可以授权其他人完成职责，让自己专注于重要任务。

　　安排时间计划时，最好避免时间偷偷溜走的情况。电话、电子邮件和短信很快就会浪费一大堆时间，导致重要任务的冠状动脉堵塞。这些东西不会节省时间。试试安排一个固定时间段处理日常讯息，只在午餐前和日落前回消息。站着回电话，这样打电话的时间会比较短。如果你在家工作，把居家和办公的场所分开。这很难做到，但非常必要。

　　研究表明，在固定时间回复的信息一般比较短。手持钢笔完成一些简单的纸面工作，这样等待对方处理或等待网络页面加载的时间也不会完全浪费掉。

▷ 创建你的心理护城河

时间管理（以及减少压力）中最重要的时间段之一，就是一个我称之为心理护城河的时间段。这是承担各项责任之间的缓冲时间，或者说过渡时间。我们在这个时间段中换档，为下一项挑战做好心理准备。但是有多少人会在匆匆抓起文件去开会或者去见下一个客户之前，并没有在内心为下一次心理挑战做好准备。如果我们要参加网球或高尔夫球比赛，或者整个一生的马拉松赛跑，我们肯定不会在比赛前几分钟才着手准备。

如果某些事情不属于你的优先事项，不要把时间花在上面。在前一天晚上或者当天早上列个清单，确保这一天去做对你来说重要的事情。否则，职场文化会一点点蚕食你的时间，等你下班回家时会满心挫败、缺乏成就感，并且梦到一个爆满的收件箱（真是个噩梦）。

没有什么事情是简单的。每件事花费的时间都会比预期多三倍，所以千万不要低估某些事情需要的时间。

如果你面对干扰回答"好的"，你是在放弃自己灵魂的一部分。关掉电子邮件、短信和电脑，也许有助于挽救你的生命。

如果你对于一切事情都不断回答"好的"，你其实没有对任何事情回答"好的"。我们在早晨有很多能量，但如果我们不确定要怎样使用，这些能量就会像清晨的露珠一样迅速蒸发。

不喜欢这部电影？重写剧本！

我喜欢列出清单。我会做出一周的计划，而不仅仅是一天的计划。我会计划好每天或每晚的休闲时间（跑步、去健身房、练钢琴）。如果我把这些任务写下来，就大大增加了完成任务的可能性。这样做使我能够掌握控制权。

有些人会使用老式的索引卡片，也有些人使用便笺条或者手机应用程序。写下一些内容，完成后再从清单上划掉，这个过程会带来很大的满足感。

我们对压力的反应因人而异，但一般来说，这就像足球运动员在比赛中反复出现头部或膝盖创伤。仅仅一次撞击，他可以从中挺过来。但如果在赛季中一周又一周反复受撞，他会受到重伤，他再也承受不了。就像脑震荡一样，伤害是累积的。

你受到了太多打击？感觉压力太大？下面是五个警示信号：

· 你感觉烦躁。所有的事情都很折磨人。和你相处不会令人开心。

· 你有睡眠问题（你要么一直都很困，要么无法入睡）。

· 你感受不到快乐。

· 你的食欲严重不振，或者你一直不停地吃东西。

· 你在人际关系上遇到麻烦，无法再与朋友和家人相处融洽。

这一切都与态度有关。事实上，你的人生观不仅会帮助你活得更久，也会对你的生活质量产生影响。认为杯子半满的人（乐观主义者）自述的生理和心理功能都要好于认为杯子半空的人（悲观主义者），后者看不到生活光明的一面。

针对肺癌患者的一项研究表明，那些应对方式不悲观的人远比悲观主义者活得更长。我的一位同事会看到杯子满的一半，他的研究表明，人生观可能有助于延长寿命。

"生命的健康不仅仅是身体上的，也是态度上的，"《妙佑国际医院学报》（*Mayo Clinic Proceedings*）上发表的一项研究中，主要作者丸田俊彦（Toshihiko Maruta）说，"你怎样感知和诠释周围发生的事情，可能会影响你的寿命，也会影响你晚年的生活质量。"

这项研究的参与者们在 20 世纪 60 年代进行了一次人格测试，30 年后再进行另一次。这是最早研究自述的人生观对于健康的长期影响的项目之一。这项研究表明，如果我们能看到隧道尽头的亮光，我们就能在任何情况下都看到积极的一面。毫无疑问，我们可以在一定程度上决定我们的现实生活。我们可以学会关注自己所拥有的事物，而非没有的。

从我的癌症患者来看，这一点确凿无疑。我走进诊室的那一刻就能分辨出哪些人是乐观主义者，哪些人不是。他们截然不同的乐观程度令人惊讶。

即使患有心脏病，保持乐观似乎也有利于健康。一个评分系统将一群男性从悲观主义者到乐观主义者打分，他们获得乐观主义的分数越高，患上冠心病的风险越低。根据哈佛研究人员发表在《心身医学》（*Psychosomatic Medicine*）杂志上的一项研究，在老年男性中，最乐观的那部分患心脏病的风险不到最爱发牢骚的那部分的一半。

研究人员认为，乐观主义之所以能起到保护作用，也许部分原因在于压力较低，有证据表明这可以降低心脏病风险。而且，参与这项研究的乐观主义者更愿意采取有益于健康的行为，比如锻炼和不吸烟。

研究人员提醒说，这些结果只针对这个研究群体，但让我们从乐观主义的角度来看，进行压力管理和拥有健康的人生观肯定不会有什么坏处。

一种简单经济的治疗方法可以帮助糖尿病患者控制血糖，我指的不是注射胰岛素，而是压力管理。在某些情况下，每天一个微笑，会让医生远离你。压力会使糖尿病患者的血糖水平升高，导致他们更易受长期身体并发症的影响，比如眼睛、肾脏、血管或神经疾病。从短期来说，不受控制的压力可能导致大脑分泌激素，激活"战斗或逃跑反应"，将葡萄糖注入血流中，对糖尿病患者的健康构成威胁。

在充满压力的生活中，我们能够坚持下来的唯一办法就是，认识到我们可以选择自己的生活方式和应对压力的方式。我在这里给出16种行之有效的减压方法：

·简化生活。删除一些活动或委派任务。利用这些额外的时间放松。通过控制呼吸之类的锻炼方式，清理你的大脑，放松你的肌肉。

·从积极的角度看待消极的情况，视之为一次改进生活的机会。我能从这种情况中学到什么？

·通过幽默来减轻或缓解紧张。

·锻炼。锻炼可以缓解紧张，并提供一段离开压力环境的"暂停"时间。

·早点睡觉。睡眠时间更长会使你更强壮，能够更好地应对日复一日的生活（你需要至少 7 小时睡眠）。

·减少或戒掉咖啡因。咖啡因是一种兴奋剂。

·做个按摩。

·记录压力日记。寻找是什么"让你抓狂"，学会优先处理某些任务。先做最重要的事情。

·享受乐趣。读一本好书，看一部振奋人心的电影。

·洗个热水澡。

·给朋友打电话，加强或建立支持网络。让朋友和家人发挥最大作用。

·留出私人时间。限制与消极的人相处的时间。

·拥抱你的家人、朋友和宠物。

·担任志愿者，或者开始培养一项爱好。去上一门语言课、学习吉他或钢琴。我 62 岁时，完全没学过音乐（可能也没有才华），但我开始去上钢琴课。十年后的现在，妙佑医疗院区播放的那些华丽的钢琴曲中，有一首是我演奏的，纯粹为了乐趣。我的钢琴老师建议我按时更新医疗执照，因为我的演奏还不足以登上电视黄金时间。

·休假。花费一天或更长的时间让自己恢复活力。注意新冠疫情期间的旅行限制，注射疫苗并戴上口罩。

·放下那些掌控每一天的电子设备。离开办公室隔间，度过远离屏幕的一天。

这些简单迅速的压力管理技巧能够为你带来的好处，往往超过了我和我的同事在医疗方面能为你做的事情。

虽然几乎没有可信的证据证明压力会导致癌症，但压力肯定会使你的生活更痛苦。最合理的做法是尽一切努力让生活的混乱程度保持在一个合理水平。

▷ 在凌晨 3 点无比清醒

我有几个最亲密的朋友是航空公司的机长，我经常请教他们对于睡眠不足有何认识。他们强调，在保持清醒大约 17 小时之后，他们执行复杂任务的能力开始急剧下降。

设想一下，如果你像很多人一样早上 5 点起床，一整天忙于工作或活动，下班回家，教孩子们做作业，做饭，洗碗，支付一些账单，等你上床睡觉的时候已经晚上 10 点了——这就是你 17 个小时的清醒时间。你需要睡觉，你不想在凌晨 3 点无比清醒。

过去几十年中与人类有关的三大灾难都发生在凌晨 3 点左右：三英里岛核泄漏，埃克森瓦尔迪兹号触礁引起毁灭性的石油泄漏，以及切尔诺贝利核事故。

如果你需要在凌晨 3：00 到 5：00 之间保持清醒，比如你是倒班工人，那这是另一个关于疲劳的问题。如果你的睡眠支离破碎或者被打断，无法睡足七个小时，在临床上你的身体功能相当于法定醉酒程度，而你甚至不知道这个情况。

还有饮食问题，一个不眠之夜甚至可能会让你伸手去拿甜甜圈或比萨饼，加利福尼亚大学伯克利分校研究控制食物选择的大脑区域的研究人员认为，缺乏睡眠会关闭大脑中做出复杂决定所需的高级脑区，比如应该选择全麦面包三明治而不是油腻的比萨。你的大脑如果处于睡眠不足的状态，会渴望甜的和咸的食物，而非一个苹果。研究人员推测，睡眠不足可能导致肥胖。

▷ 不，你不能同时处理多项任务

一言以蔽之，你不能同时处理多项任务，尽管你以为自己可以。一边走路一边嚼口香糖不要紧，但你从神经学角度或生理学角度不能同时做两件事。你可以在走路时嚼口香糖，其实是因为一项是思考任务，另一项是不需要思考的任务。然而开车和打电话是两项思考任务，大脑不能同时完成这两个任务，这是国家安全委员会的观点。

一边开车一边发短信或聊天的人，相当于在不同任务之间来回切换。在大脑切换线路所需的时间中，可能发生悲剧事件。开车时分心导致的事故随处可见。

我不仅建议你不要一边开车一边发短信或打电话，甚至不要一边走路一边发短信，我也建议你小心注意那些认为自己可以这样做的人。我之前说睡眠不足就像法定醉酒状态，在开车时打电话（免提通话也没区别）甚至比法定醉酒状态更糟，因为你的反应速度更慢。

在任何一个十字路口，都可能有个注意力不集中、喋喋不休讨论篮球比赛的司机朝着你或你的亲人撞过来。

所以我们需要认识到，我们是有局限的，不要一直挑战极限。

▷ 鞋带和压力

我们都见过新任首席执行官上任时的照片，他或她迈着活力十足的步子走进公司董事会会议室，充满年轻人的生命力，拥有重振一家失败机构所需的一切天赋、才华和魅力。新闻发布会上正在介绍一位新教练受命挽救一支失败的运动队，他或她是什么状态？在公司或体育界或学术界做了几年单调乏味的工作后，他或她看起来又是什么样子？

面容憔悴，出现皱纹，头发少了，快乐也少了。这些人身体上变化极大，责任感的沉重负担显然会导致身体发生改变。那么，我们是只能接受这种情况，还是可以从中汲取一些重要的经验教训？当我们自己面对真正的挑战时，怎样才能自始至终坚持下来？

让我们回忆一下高中生物。我们都依稀记得，遗传物质保存在 DNA 片段中，称为染色体。染色体的结构看起来就像两个马蹄铁在圆弧一端连接，我们所有的个人特征，包括身高、体重、智力、柔韧性和眼睛颜色，都是由这些携带基因信息的小胶囊决定的。这些胶囊末端的蛋白质称为端粒，看起来就像鞋带末端的塑料套。

我们都遇到过系鞋带时塑料套脱落的麻烦事。在这种情况下就算灵巧的外科医生也没办法把鞋带穿过鞋眼。而这些端粒远比我们的鞋带重要得多，作为端盖防止我们的遗传物质解开或变得松散。如果端粒变短或变形，无法再有效发挥作用，遗传物质就会破裂开来、重新排列，当它们再次结合到一起时会发生突变——结果是我们无法预料的。

突变的遗传物质可能会引起心脏病、癌症、中风和各种痛苦的疾病。所以，这种生物现象和我们有多大关系？非常大。

一些研究针对照料发育障碍儿童的女性的端粒进行了检查。那是一项全年无休的任务，一年 365 天、一周 7 天、一天 24 小时，几乎完全没有喘口气的时间。这些母亲是伟大的英雄，但她们也有极限，她们变得疲惫不堪、精疲力尽，完全被孩子的要求压得喘不过气来。她们也会意识到，这些孩子永远无法独立和自给自足。

研究人员测量了这些承受压力的女性的端粒，结果令人印象深刻。与那些生活相对轻松、不必承担照顾这类孩子的沉重负担的人相比，这些女性的保护性端盖远远要小得多、短得多。也有证据表明，应用减压方法以及我在本书中提到的其他干预措施，端粒可以恢复到原本的完整状态。换而言之，通过一些应对压力的技巧可以把端盖装回鞋带上。

还有一些不断发展的证据表明，瑜伽、冥想、灵性、正念，以及沉思内省、安静独处的时间，都可以增强这些端盖对于遗传物质的保护作用。

各方面都准备好了，我们可以通过很多做法来减轻压力。

《克利夫笔记》（*Cliff's Notes*）为我们总结了怎样做有助于维护这些端粒的功能状态：注意压力对你的生活产生的影响。你不仅仅会变得暴躁易怒、难以入睡，可能患上心脏病和抑郁症；后果远比这严重得多，你的遗传物质会重新排列、受到破坏。睡个好觉，列出清单，给出明确的界限和优先事项，找到意义和目的，所有这些做法都是大步走向正确方向的做法。今天我们需要为自己做些什么？

"用进废退"这句谚语你可能听过无数次。这个说法确实适用于身体活动在维持端粒厚度方面起到的作用。一般建议大多数时间里人们每天进行至少 30 分钟的有氧运动，这对于保持健康和幸福至关重要。

我们一直都建议多吃水果和蔬菜，但我们也必须认识到全谷物会起到非常重要的保护作用，可以增强端粒长度，比如面包和谷物食品中的全谷物。颜色鲜艳的水果蔬菜中含有维生素 E 和维生素 C，也可以保护端粒免受氧化代谢的损伤。水果和蔬菜中的天然营养远比我们靠膳食补充剂摄入的更有益、更能被我们的身体吸收利用。

记得小时候，爱尔兰口音的祖母一直鼓励我多吃鱼，因为这是"有益于大脑的食物"。我不确定我有没有因为听从她的建议而变得更聪明，但当时我并不知道，我的祖母当然也不知道，鱼肉中的 ω-3 脂肪酸可以减少炎症和氧化代谢，有助于保护我们的端粒。

所以我们又听到同一个观点。这不是困难的脑部手术，不是高深的火箭科学，甚至不是高中微积分。

当然，有些情况是由基因决定的，我们无法控制。我指的是某些类型的遗传性癌症，以及某些神经和肌肉疾病。然而对于我们大多数人来说，我们显然可以亲手为自己的健康掌舵，而这个船舵的轮柄就是我们之前提到过的各种生活方式的选择。

▷ 做点有意义的事情——找到归属感

很多研究表明，集体意识、归属感，以及我们在承受压力时可以依靠的生活伴侣，也许都能作为可行且有效的解决方案，帮助我们在混乱中找到理智。

下面将介绍怎样做到这一点。

你曾经无数次告诉十几岁的孩子"做点有意义的事情"，因为他们一直睡到中午，到处乱扔脏衣服，仿佛衣服自己会变魔术一样变成叠好的干净衣服。他们表现得好像整个世界围着他们转。某种意义上，我们都是十几岁的孩子，因为我们都希望世界围着我们转，但真正有益于健康的是走向世界、建立联系。

我们可以找到归属感。我们都希望在生活中建立联系、拓宽社交圈，而不仅仅是在面临危机或生病时才想到这一点。让我给出一些行之有效的做法。

志愿者。研究表明，通过志愿服务与其他人保持联系的老年人，比没当过志愿者的人活得更久。当然，你可以去本地医院帮忙，还有学校。和小学生一起阅读，在附近高中做辅导老师，帮助一些照料生病的亲戚朋友的人，为无家可归人员收留所提供意大利面，在帮助家暴受害者的机构中提供服务，在剧院担任引座员，给老年人送餐，开车送残疾退伍军人前往退伍军人医疗中心，成为宠物寄养家庭，为动物收容所遛狗，在食品银行工作，献血。

分享知识。你退休前在法律界、管理界还是销售界工作？联系那些帮助新企业和小企业的机构，在社区大学讲授园艺课，或者在你所在的学区内讲授充实个人生活的课程，比如缝制被褥或制作画框。如果你的爱好是摄影，那就把这个教给别人。如果你一直喜欢辅导你的孩子（但当时没时间），而现在他们已经长大了，不妨去辅导别人的孩子。

培养爱好。去买下那辆 64 年的雪佛兰超级跑车，在你的车库里把它整修好。设定一个目标，然后去实现它。去逛手工艺品集市，与热心的手工艺者接触，了解怎样开始制造蜡烛、串珠手镯，或者设计节日装饰品。浏览一些网站或平台寻找灵感。如果你在生意和工作中应用左脑的分析能力，也许现在是时候挖掘右脑的创造能力，从而实现更好的生活平衡。

回到学校。学习是一项终身任务。上课，获得学位，拿到大学学分。查找一下你附近的成人教育课程。烹饪和餐厅试菜很受欢迎，还有前往艺术博物馆和附近历史遗迹的一日游。看看大型开放式网络课程（MOOC），里面有很多课由知名大学中德高望重的教授讲授。在线课程对任何地点的任何人开放，只要能联网就行。哦，是的，完全免费。不妨从这个网站开始，Coursera.org。

养宠物。如果你选择养只狗，你会有个现成的散步伙伴。不过宠物也会在其他方面发挥奇迹般的作用。训练你的宠物，带你的狗去上服从课程，或者只要去公园遛狗就好，享受小狗对人类的吸引力。

运动。参加本地体育比赛，比如大学篮球赛、青少年足球赛、曲棍球联盟赛、儿童棒球赛，问问你能不能帮忙。尽可能加入一家健康中心，你可以在那里和其他人一起锻炼自己的心理、身体和精神。参加你一直想尝试的瑜伽课程。

参加某种活动。你对什么感兴趣，撰写神秘故事、复式桥牌、小型发动机、图书俱乐部、烹饪、打鼓、塔罗牌？浏览你所在城市的社团日程和网络公告栏，找到具体的兴趣小组；也可以在网上（比如分类广告网站和邻里社交平台）或食品杂货店发布通知，创建你自己的兴趣小组。在当地书店、咖啡馆或网络上定期召开活动。

参加礼拜仪式。有研究表明，参加宗教仪式的老年人比不参加这类活动的人活得更久。教会团体一直在寻找志愿者和安排社交活动，比如清扫树叶、为弱势群体粉刷房屋，或者举办捐衣运动。

别忘了问问别人，他们情况怎样，每个你问到的人会成为你一生的朋友。

我的平衡处方

感觉太忙，无法照顾好自己？没有足够的时间关注饮食、锻炼或定期体检？当你的心脏决定给你一个警告时，你会有很多休息时间在重症监护病房里度过。认真想一想。如果你没时间给汽车加油，肯定会付出在路边抛锚的代价。你的身体也一样。

压力管理中最重要的课程之一就是找到一个圣地，那个地方可以让我们在感情上穿上盔甲，然后再返回竞技场。那个地方可以是冰川国家公园里一条美妙的远足小径，可以是明尼苏达州北部边界水域一处很棒的钓鱼点，也可以是被温暖的碧蓝海水环绕的白沙海滩。你的逃离甚至可以是虚拟的——如果你不能亲自前去，让想象力带你前往你的圣地来一次心理度假。

那么，我是怎么做的？我在努力应对生活的压力和不公平时学到了什么？

在过去 38 年里，每年 4 月我都会参加耶稣会传统的静修。这是在美国明尼阿波利斯东部类似于大学校园的环境里进行的一个为期三天的活动。我一直和同一群人一起参加这个活动，大约 60 名男性，虽然其中有些人在这几年中已经去世。这是个沉默的活动，我们对于彼此的了解其实并不多。我们不会分心去谈论天气、体育和政治。我们都明白，这段时间是为了让我们思考、祈祷，并创造一个内省的环境。

密歇根大学最近一项研究证实，非宗教性的精神静修可以帮助重症心脏病患者减轻抑郁情绪，对于未来抱有更大的希望。

我记得，东方和西方历史上几乎所有伟大的精神思想家都会抽出时间远离大众，前往山间，前往沙漠，前往大海，前往花园，前往圣地，在宁静的时光中给电池充电，然后再回到混乱的生活中——更新、恢复、充电，从全新的视角看待什么是重要的、什么是不重要的。

第 *10* 章

跳过这一章，因为内容是关于你不打算改变的生活习惯——除非你愿意做出改变

我们能够健康成长靠的是习惯（这里指好的习惯）和日常生活。

有些人不应该喝酒，我就是其中之一。有些人吸烟，大家都知道他们不应该吸烟，但他们说自己戒不了烟。有些人的睡眠习惯很糟糕，但就是不能 / 不想改变这一点。有些人仍然认为晒黑看起来很酷，而我看着他们，只会看到皮肤癌。

如果你跳过这一章，风险自负。

酒精：不要酗酒

我家族中的前面四代人都有酗酒者，我不需要别人反复告诫我酒精对我的危害。作为两个酗酒者的独子，我知道其中的风险，选择从不饮酒。也许有些人会为了避免心脏病喝一杯红酒（只有一杯），但摄入酒精可能会发展到酗酒的程度，关键在于适度。（此外，对于很多健康问题来说酒精是有害的，包括乳腺癌。）

大多数研究表明，至少 7% 的美国人存在化学物质依赖的问题，也就是 1300 万人，包括你的邻居、同事、朋友、马路上的司机，以及你不认识的人。没有人能计算出酒精对于婚姻不和、致命交通事故、毁灭有成效和有创意的生命起到了多大作用。如果你或你的亲人担心酗酒的问题，显然需要有资格的专业人士参与讨论。

临床医学中很多人通过 CAGE 评估摄入酒精是否达到酗酒的程度。具体如下：

C：你是否觉得有必要减少（cut down）饮酒？

A：如果有人批评你喝酒，你是否会感到生气（annoyed）？

G：你是否曾因喝酒感到内疚（guilty）？

E：你是否需要"刚睁开眼就来杯酒（eye-opener）"才能开始一天的生活（你会在早上喝酒吗）？

如果有人对这四个问题中的两个或以上回答"是的"，我们医生会亮起化学物质依赖的警灯。（对 E 的问题回答"是的"，仅这一项也属于危险信号。）这些情况影响深远。酗酒的一个标志就是否认，一个人很难客观认识自己的饮酒习惯。这就是为什么医生需要家庭和社区提供信息，帮助我们确定一个人的化学物质依赖程度。

如果你所爱的人和关心的人正在酗酒（或者你认为可能发生这种情况），请寻求帮助。经过培训的咨询师可以指导你怎样应对这种情况。

适度也许适用于摄入酒精的情况，但不适用于下一种情况：吸烟。

禁烟区域

现在距离美国卫生部长特里·路德博士于 1964 年发布关于吸烟和健康的第一份卫生部报告已经过去了 58 年。特里博士这份 387 页的报告内容是关于吸烟和癌症以及其他严重疾病之间的联系，它在一个星期六发布，因为据称林登·约翰逊总统担心这些内容会对股市产生影响。

这是华盛顿第一次就吸烟和疾病之间的因果关系发布官方声明。如今出售的每一包香烟上都印有官方警告。

那么，我们现在取得了怎样的成果？烟草业已经认罪。吸烟者很难在公共场合找到可以吸烟的地方。餐馆、酒吧或工作场所不允许吸烟（一些公司甚至禁止在公司停车场内坐在自己的车里吸烟）。旅馆和汽车旅馆是无烟场所。中小学和大学的校园和宿舍一般都是无烟的。飞机上或机场里没有人抽烟，除了少数几个烟雾弥漫的角落挤满人。汽车上甚至不会配备烟灰缸。

然而，人们仍然会购买香烟，吸烟，然后死亡。

无可否认，在过去六十多年里，美国吸烟者一直在减少，根据美国疾病控制与预防中心（CDC）的数据，从 1954 年高达 45% 降到了如今的 14%。看到电视剧《广告狂人》（Mad Men）中 20 世纪 60 年代广告代理商的角色在办公室和几乎任何场所公开吸烟，我们都会产生反感。

大多数吸烟者都想戒烟，都知道这对自己和他人有害。他们知道吸烟会导致肺癌、心脏病和其他疾病。三分之二的吸烟者曾经尝试戒烟，但为什么他们做不到呢？

为了戒掉吸烟的化学和物理成瘾，可以使用药物治疗和行为矫正疗法。也许需要尼古丁依赖顾问的指导。现在有几项获得批准的药物疗法可以帮助病人解决这一复杂成瘾问题。即便如此，也只有一半人能够戒烟。吸烟者一般要尝试五次之后才能成功戒烟。

绝大多数肺癌与吸烟存在直接关联，虽然也有少数从未吸过烟的人患上肺癌。如果无法通过手术切除恶性肿瘤，那么只有一小部分病人在确诊五年后仍然存活。晚期肺癌患者的平均生存时间不到一年。

膀胱癌是另一种与吸烟有关的疾病。吸烟者患上膀胱癌的可能性是不吸烟者的两到三倍——这种癌症是男性第四常见的癌症，女性第八常见的癌症。没有什么能比完全不吸烟——或者戒烟——更能预防这几类癌症。

▷ 选择电子烟会更安全吗？

现在来看看电子烟。这真的是香烟吗？不，这是一种尼古丁输送系统。这些装置具有电池供电的加热元件。它们外观看起来像是香烟——甚至像是钢笔、口红或电脑存储卡之类的日常用品——以蒸汽的形式传输尼古丁和其他物质。使用者可以更换烟弹（烟弹可能存在质量问题，并且类似的烟弹中尼古丁含量可能不一致）。

专家们必然会感到担忧，电子烟的营销会增加年轻人尼古丁成瘾的可能性，可能导致孩子们尝试其他烟草产品。由于大多数公共场所有禁止吸烟的规定，电子烟对于真正需要摄入尼古丁的吸烟者来说具有一定的吸引力。目前为止，电子烟可以在哪些地方使用尚无定论——虽然生产商大肆宣传任何地方都可以。大多数航空公司和很多酒店禁止使用电子烟。

这种装置不会排放二手烟，但也会将有害化学物质排放到空气中。让我们拭目以待，这一切会怎样发展，但香烟无论换成任何什么名字，肯定仍然是有害的。

年轻白人男性使用无烟烟草的情况有所增加，要么是浸渍烟草（放在嘴唇和牙龈之间的烟草），要么是嚼烟（咀嚼的烟草），他们错误地认为这比抽烟更健康。无烟烟草的使用与口腔、声带，以及一直到胃部的所有其他部位的癌症密切相关。

摄入大麻会增加患上头颈癌的风险。加州大学洛杉矶分校的研究人员发现，吸过大麻的研究对象患上这些致命癌症的概率是一般人的两倍以上。吸过的大麻越多，人们患癌的风险越大。大麻烟雾中含有的已知致癌物质的浓度比香烟高 50%，在呼吸道中沉淀的焦油是香烟的四倍。使用水烟管或水烟袋甚至更加致命。

▷ 你的医生准备好帮你戒烟了吗？

男性更容易一下子戒掉某个习惯，而女性，因为来自另一个星球，会停下来询问方向。根据美国国家女性健康中心（National Women's Health Resource Center）进行的一项全国性调查，女性在尝试戒烟时更可能寻求帮助。在吸烟者可以选择的众多戒烟措施中，取得医生的支持至关重要。

医学院在培养医学生帮助病人戒烟这方面做得还不够。部分问题在于，我们完全不知道怎样指导我们未来的同事帮助病人实现行为改变。

部分一流学院会使用角色扮演的方法，找人假装病人，但大多数医学院仍然依赖传统的讲课方式和文字材料，学生们可能只有三个小时的时间学习戒烟技巧——想象一下，在四年学业中只占三个小时，而他们在职业生涯中遇到的病人有 14% 的人涉及吸烟对健康产生的负面影响。

讽刺的是，有几项研究表明，如果医生告诉吸烟者要戒烟，他们就会戒掉。但是随着尼古丁替代疗法（比如贴片和口香糖）从 1996 年中期开始在美国普及，并且不需要医生的处方就能买到，它们帮助人们戒烟的效果反而下降了。为什么？因为医生不再参与咨询服务。只要让医生告诉病人戒烟，就有更大的可能性取得积极效果。

如果由医生开出戒烟口香糖或贴片的处方，针对这类抑制对尼古丁的渴望的产品，医生会与吸烟者讨论需求和使用方法。但如果尼古丁替代产品几乎随处可见，吸烟者反而未能进行对于戒烟至关重要的行为咨询。专业咨询有助于提升这些产品的效果，戒烟热线也许可以起到部分作用。

在你面对这个终生成瘾的问题时，医生会成为你最好的盟友。根据加拿大的一项研究，年龄较大的吸烟者（65 岁以上）如果定期去看医生或牙医，更可能戒烟或保持不吸烟。是否定期去看医生或牙医可以在很大程度上预测哪些人吸烟、哪些人不吸。

你准备好了吗？永远不要放弃戒烟。人们在尝试戒烟期间如果抽了一支或一整包烟，往往就会复吸。如果遇到这种情况，不要觉得自己已经失败了。最好的办法是尽快再次尝试戒烟。在做出很多心理和生理准备之后，比如选择戒烟日期并与医生讨论缓解过渡期症状的药物，复吸后如果很快再次开始戒烟，要比几周或几个月后再尝试容易得多。

不要给自己太大压力。开始戒烟的最初几天，你可能会暂时感到疲惫或易怒，出现头痛或咳嗽。请记住，你正朝着更健康的身体状态迈出第一步——尽管你当时的感觉可能不是这样。永远不要放弃戒烟，除非你真的彻底放弃。

睡眠：没睡够

你大概也听说过描述这个睡眠周期的术语：昼夜节律。昼夜节律是一种与我们 24 小时睡眠 / 清醒周期相关的节奏，地球 24 小时绕自转轴旋转一周，从白天到黑夜，周而复始。

对于我们大多数人来说，这种循环属于非常规律的日常行程。但如果有什么事情扰乱了你的常规行程，比如乘飞机去欧洲或轮班工作，你的整个新陈代谢都会乱套，包括睡眠。

人体的生物钟是眼睛后面一小簇神经细胞。这些细胞发出信号，控制你正常的昼夜节律。

我们这个社会是个睡眠不足的社会。我们这一代人的睡眠几乎比美国历史上任何一代人都少。整体而言，三分之一的美国人睡眠不足（流媒体、互联网，以及你追的随便什么剧，导致近一半成年人熬夜），然后这个24/7的社会发现效率因此急剧下降。

美国疾病预防控制中心（CDC）总结了一些大型研究机构的研究结果，为我们敲响了警钟。睡眠不足会令人付出代价。来看看缺少睡眠对我们造成的影响：

· 在20岁以上的成年人中，23%睡眠不足的人很难保持专注。你肯定不希望让这个人来当你的公共汽车司机或飞机飞行员。

· 另外18%的人表示他们很难记住东西。但愿不是你的医生。

· 信不信由你，11%的人说他们开车有困难，这些人可不仅仅是承认自己开车时很困，他们正在开车！

· 约8%的人表示他们在履行工作职责时会遇到困难。你真的想让这个人来组装你的新汽车吗，或者负责社区治安，给你配药，监控核电站，担任油轮船长？

· 缺乏睡眠会导致学习能力下降高达40%。这就是为什么孩子们需要睡眠（以及健康的早餐）才能在学校里好好学习。

睡眠不足也许可以解释很多事故发生的原因。毫无疑问，失眠是个遍及全国的问题，对于工作人员的安全和效率产生了明显影响。失误导致的许多严重灾难都发生在凌晨——一般人的注意力明显不集中的时间，而疲劳很可能是一项重要因素。

有这么多人晚上熬夜，白天昏昏欲睡，你可能认为医生会定期询问病人的睡眠问题，但其实并不会。

如果你存在睡眠问题，主动和医生谈谈。就是这么简单。这应该是就诊时一个常规流程——即使你不得不主动提起这个话题。

▷ 手握方向盘打瞌睡

在休息不足的情况下开车可能和酒后驾驶一样危险，困倦的司机更有可能发生与睡眠有关的交通事故。这个困倦的司机可能就是你正在加班的邻居，他可能刚成为父母，晚上因为照顾孩子睡眠不足。一般来说，过度疲劳的司机其实不知道自己有多困，而是自称开车前没有感到困倦。

典型的困倦的司机一般：

· 每周工作 60 小时以上。

· 打两份工或更多。

· 服用可能导致困倦的药物。

· 每晚睡眠少于 6 小时（我们需要至少 7 小时），导致睡眠不足。

· 已经保持清醒 17 小时或更长时间。

· 经常在午夜至早上 6：00 之间驾驶。

所有这些情况都会增加司机手握方向盘睡着的风险，可能导致严重车祸。希望这些内容能够警示每一位司机关注睡眠时间，避免在睡眠不足的情况下开车。喝咖啡或红牛、灌下一瓶号称能让你在五个小时中能量爆发的饮料、打开收音机，或者打开窗户，所有这些都属于无效的"解决方案"，根本无法使困倦的司机保持清醒和警觉。只有充足的睡眠才能让我们保持清醒和警觉。

▷ 想要休息但入睡困难？

各种各样的睡眠障碍会影响你晚上的睡眠质量。世界上最著名的摇篮曲之一《勃拉姆斯摇篮曲》（跟我一起唱："睡吧，宝贝……"），它的作曲家可能自己就存在一种常见的睡眠障碍。研究人员推测约翰内斯·勃拉姆斯（1833—1897）患有睡眠呼吸暂停症，这个问题影响了多达 10% 的美国人。然而，他那个时代的医生并不了解这种情况的风险。

睡眠呼吸暂停症会导致呼吸突然中断、严重打鼾、睡眠不足和白天过度嗜睡。勃拉姆斯从未结婚，但有个旅伴说没人能和他在同一个房间里睡觉，因为他打鼾很厉害。大家都知道，大块头的勃拉姆斯（肥胖是睡眠呼吸暂停症的另一项风险因素）下午会在维也纳咖啡馆里打盹，他是那里一道常见的风景，令游客们目瞪口呆。

幸运的是，新技术正在帮助很多睡眠呼吸暂停症患者（以及他们的床伴）得到缓解，睡个好觉。如果睡眠呼吸暂停症能得到适当的医疗帮助，没有人再需要摇篮曲——即使亲爱的老约翰·勃拉姆斯也不需要。

▷ 关于黑暗冬日的好消息

随着美国大部分地区的夏令时结束得更早，数百万美国人不得不在更长时间里面对白昼较短的黑暗冬日，这引起一种名为季节性情绪失调（SAD）的问题。

我们体内的生物钟——也就是我之前提到的昼夜节律时钟——依靠光信号来告诉我们什么时候应该精力充沛，什么时候应该陷入熟睡。这就是为什么我们在夏季更加活跃，在冬季效率下降。也许真的存在所谓的冬眠！

在一个黑暗的冬天早晨起床可能很困难，在寒冷的美国明尼苏达州罗切斯特市的话尤其困难。我在这里度过了 40 个冬天，所以我很清楚这一点。而对数百万患有 SAD 的人来说，情况甚至更糟。他们的生物钟需要强烈的光刺激，比如阳光，才能每天重置昼夜节律。在冬天，他们接收不到这种强烈的光信号，导致体内生物钟发生变化，在一天中错误的时间分泌错误的激素。

这种季节变化导致的激素失衡会引起劳累、精疲力竭，甚至抑郁。患有 SAD 的人可能难以入睡、注意力不集中，也可能精力不足、缺乏警惕性。

和你的医生谈谈 SAD 的症状。医生一般会推荐光照疗法，让你坐在全光谱日光灯前面重置内部生物钟。还有另一些方法可以带来帮助：

· 尝试保持稳定不变的睡眠 / 清醒周期。

· 增加家里的整体光照，尤其是早晨和夜里，待在光线充足的地方。

· 确保夜间活动在光线下进行，比如不要在黑暗中看电视。

· 积极活动！身体活动可以减少昼夜节律变化的影响。

· 电脑和智能手机发出的光线会扰乱睡眠周期，尤其是睡前使用它们的话。可以给手机设置夜视模式减弱蓝光（iPhone 和 iPad 此项功能位于设置＞显示与亮度）。

东方治疗师中有个学派认为，如果你在夜间醒来，醒来的时间会告诉你是什么正在困扰你。例如，如果你在午夜和凌晨 2：00 之间早早醒来，代表你感到愤怒；在凌晨 2：00 和 4：00 之间醒来代表恐惧；如果你在凌晨 4：00 到 6：00 之间一直在看电视广告，你感到悲伤（或者只是为了购物）。好吧，最后一条是我编的，老实说，我不知道这个理论在多大程度上是正确的。

但我知道的是：不管因为什么原因导致缺乏睡眠——睡眠呼吸暂停症、倒班、抑郁、季节性情感障碍、打鼾的床伴，你都有充分的理由和你的医生讨论一下，引起问题的原因可能是什么，并想办法解决这个问题（不仅仅是依靠药物）。

没有安全的阳光：无论室内还是室外

一天早晨，我走进诊室，一位年轻的母亲正在给新生儿哺乳。她的丈夫和父母在旁边陪着她。她被诊断患有恶性黑色素瘤（最致命的皮肤癌）。她正在走向死亡。她的生命掌握在我手中——就像我作为癌症专家在职业生涯中见到的数千名其他病人。

同一天晚些时候，另一位年轻女性在病床上等我。她也患上了恶性黑色素瘤，最初是左边大腿上出现一处斑点。因为病情严重，她把结婚日期提前。她将在十天后结婚，因为原本计划的夏季婚礼（几个月之后）现在看来她不一定能等得到。当我离开她的床边时，她伸出手拥抱我。"请和我一起祈祷。"她说。我为她祈祷。

那位年轻母亲的癌症源于她脖子上的一颗发痒的痣。两位女性在青少年时期都曾特意晒黑，从而穿上舞会礼服可以露出古铜色的皮肤。她们没想到这些露肩礼服会引发一系列事件，导致她们要面对可怕的诊断结果——然后来找我。

问题在于恶性黑色素瘤，这是我们肿瘤学家见过的最致命的癌症之一。它比任何其他癌症发展得都快，甚至比肺癌和乳腺癌还要快。真正的悲剧在于，恶性黑色素瘤是完全可以预防的，这也意味着真正的机会。这种癌症很大程度上是由暴露在阳光下引起的。

我们都听过这样的告诫：没有安全的阳光，但是有人听吗？

美国皮肤病学会（American Academy of Dermatology）——由最早意识到日晒过多的有害影响甚至致命影响的皮肤科医生们组成——对于大量十几二十岁的年轻人仍然在室内和室外晒黑感到担忧，更不用说很多美国人仍然认为存在"安全的阳光"。

没有所谓的安全的美黑方式。想一想晒黑意味着什么。当你的皮肤暴露在阳光下时，紫外线辐射引起黑色素细胞（产生色素或颜色的皮肤细胞）

的反应，于是你的皮肤变成棕色（除非你被晒伤，而这甚至更糟）。问题不在于棕色，而在于紫外线辐射会对 DNA 产生影响。细胞可能失控，形成黑色素瘤或其他类型的皮肤癌。

无须日光的美黑产品或"瓶子里的美黑剂"可以让你的皮肤变成棕色或者泛出古铜色的光泽。这些产品会在你的皮肤上涂抹一种名为 DHA 的无毒单糖。皮肤中的蛋白质与这种物质相互作用，变成棕褐色。这些产品虽然是无害的，但也进一步延续了晒黑是好事的社会观念。晒黑不是好事。我们需要想办法改变人们对于晒黑更好看的观点。这样不好看，看起来就像等着患上皮肤癌。

想一想，我们通过鞣制的过程把兽皮变成皮革。当你的皮肤在阳光下暴晒时，等于让紫外线辐射分解皮肤细胞中的蛋白质。随着时间的推移，你最终会过早衰老，皮肤长出皱纹。

美国各地十几岁和更年轻的青少年在海滩、游泳池和湖上晒伤，这看似小事，但等他们年纪较大时可能导致严重的皮肤癌。有些人说"我先是晒伤，然后正好晒黑"，他们这是让自己处于极大的风险之中。

皮肤科医生正在为越来越多非常年轻的患者治疗致命的皮肤癌。他们的共同点是 18 岁之前过度暴露于阳光下，在这种年龄下，皮肤细胞尤其容易受到阳光的伤害。

每天有超过一百万人把时间和金钱用于美黑沙龙（并使自己的健康受到威胁）。室内美黑灯照射造成的损伤与室外阳光一样危险。大多数沙龙美黑灯会发射大量 UVA 和 UVB 辐射——这两种紫外线辐射也出现在室外阳光中，导致各种类型的损伤。

想象一下，你的皮肤和太阳之间有 8 分钟的距离。破坏性紫外线在 8 分钟内传播 1.496 亿公里，为你带来伤害。想办法挡住紫外线，你会降低一生中患上皮肤癌的风险。也许你甚至能防止未受保护的皮肤在阳光下出现的其他问题，我指的是皱纹——这不仅仅是衰老的标志，也是皮肤损伤的标志。

预防阳光照射导致的皮肤癌的方法

防晒霜的标签已经发生了变化。你不会再看到"阳光防护（sunblock）"的字样。你在防晒霜的标签上也不会再看到"防水（waterproof）"的字样。美国食品药品监督管理局（FDA）针对标签制定了新的规则。

寻找广谱防晒霜，可以同时防护 UVA 和 UVB 射线。美国皮肤病学会（AAD）建议购买 SPF 30 或更高指数的防晒霜。

有 17 种活性防晒成分获得批准在美国使用。含有二氧化钛和氧化锌等无机成分的防晒霜可以反射和散射有害的紫外线。另一些有机成分，比如 OMC 或阿伏苯宗，可以吸收和散射紫外线，将其转化为热量。这些成分组合起来一般称为广谱防晒，有助于获得更高的 SPF 值。SPF 越高，对晒伤的防护作用越大，但这并不意味着你可以在阳光下面停留更长时间。下次购买防晒霜时，仔细阅读标签，就像你阅读食品标签时一样。

如果防晒霜是耐水的，你也会看到标明 40 或 80 分钟，在这段时间之内它可以有效防晒，然后需要你再次涂抹。其实没有哪种防晒霜是防水或防汗的，也并非所有的新款防晒霜都是耐水的。

不要购买含有驱虫剂的防晒霜。美国皮肤病学会建议你购买两种不同的产品。驱虫剂只需使用一次，而防晒霜需要经常涂抹。

使用足量的广谱防晒霜（涂抹全身需要手捧一把的量），待在阳光下面每两小时重新涂抹一次。研究结果表明，大多数人使用防晒霜的量比达到 SPF（防晒指数）所需的要少得多。在这种情况下，抹得越多越好。如果你使用的量较少，要考虑到你可能无法得到充分的 SPF 防护。

在阳光照射之前 30 分钟，把防晒霜涂抹在干燥的皮肤上，使之能被皮肤吸收，避免出汗时被冲掉。注意截止日期，因为有些防晒成分会随着时间的推移降解。

不要等到皮肤开始变红才使用防晒霜。这时已开始出现损伤。

戴上宽边帽，穿上长袖防晒服。

在阳光最强的时候避免户外活动。参考影子法则：如果你的影子比你短，这是太阳有害射线最强的时间段，你很可能会晒伤。

寻找阴凉处，但不要完全依赖于这样做。普渡大学的研究人员建立的模型显示，树荫有利于防晒。但他们也警告说，即使是树叶和树枝构成非常紧密的树冠层，也无法完全阻挡太阳射线，树荫并不能保护你完全避开有害的阳光，比如那个吊床的位置！

▷ 皮肤检查

皮肤癌是美国最常见的癌症，每年确诊超过一百万次，每小时都有一个人死于皮肤癌最致命的类型，黑色素瘤。

让我们来讨论一下可能意味着恶性黑色素瘤的迹象和症状。

在皮肤上发现可能致癌的斑点很简单，只要观察你的皮肤就行。不同于其他癌症，你可以直接看到皮肤癌。它会出现在皮肤表面。注意那些出现又消失、再次出现在同一个位置的斑点。当你用毛巾擦干身体时，注意那些感到刺痛的部位。这些都属于微弱的警告信号，所以要注意倾听。

如果痣或斑点出血、瘙痒，或者颜色或外观发生变化，你需要去看医生。趁每次就诊的机会进行皮肤检查——即使你是因为其他问题去医院的。让医生给你看一看，尤其是你看不到的位置，比如背部、脖子后面和头皮上。你必须主动要求，因为根据发表在《普通内科学杂志》（*Journal of General Internal Medicine*）上的一项研究，基层医生只会给大约16%来看病的患者进行皮肤检查，与仅仅2%的患者谈及预防皮肤癌的话题。

新出现的痣或斑点，无论是什么颜色，都应该由医生进行评估。注意痣的颜色、形状或尺寸发生变化的情况。《皮肤病学文献》（*Archives of*

Dermatology）上刊登的一项研究指出，患者往往意识不到一颗痣正在变化或长大。如果你对一处斑点感到担忧，我会建议你测量一下。更好的做法是让医生看看，免得自己拿不准。一些病人甚至会用智能手机拍照，再通过电子邮件发送给他们的医疗服务提供者。

让你的配偶或伴侣看看你背上，如果存在不规则的或深黑色的斑点，不要忽视。黑色素瘤和其他皮肤癌也可能出现在从未暴露在阳光下的位置，所以不要忽略任何区域，包括脚趾之间、头皮上和生殖器上。超过一半的黑色素瘤患者是自己发现的癌症。女性比男性更容易发现自己身上的问题，妻子比丈夫更容易发现配偶身上的问题。

不过，医生在发现早期皮肤癌这方面做得很好，尤其是如果患者有黑色素瘤家族病史。家庭病史是非常重要的信息，你需要了解并告诉你的医生。

▷ 冬季的太阳：对你有益

这是生活中残酷的讽刺之一，但对于大多数人来说，阳光是维生素 D 的最佳来源之一。这种重要的营养物质使你的骨骼更强壮，有助于防止骨折。你每天需要大约 20 分钟的阳光，照射在平时身上暴露在外的部位（比如脸和手）上，促进皮肤中合成维生素 D 的化学反应。

如何获得你需要的阳光：透过窗户玻璃照进来的阳光不会使你的皮肤合成维生素 D。但即使在冬天，你也用不着让自己坐在雪地里的折叠椅上得到 20 分钟直射的阳光。事实上，不需要一次性完成。你可以把暴露在阳光下的时间加起来，包括步行走到车道尽头、走到公共汽车站，或者穿过购物中心停车场走到你的汽车旁边。

不幸的是，住在美国明尼苏达州和美国北部其他比较温暖的地区的人，在冬季几个月里无法获得足够的阳光，因为太阳的角度无法让光线直接照射。这种情况下确实需要和你的医生谈谈，怎样在饮食中补充维生素 D。

维生素 D 可以通过牛奶和其他食物得到补充。如果你服用补钙产品，确保同时摄入维生素 D_3，可以是钙片本身含有的，也可以通过阳光或食物单独补充。

我的预防处方

我们都会习惯成自然。我们能够健康成长靠的是习惯（这里指好的习惯）和日常生活。历经三十多年对数千人进行的研究，其结果明确展现了实现更长寿、更健康的生活的秘密。

这个秘密不会出现在超市小报的头条中、药片或药剂上、饮食计划中，或者互联网上的任何地方。这个秘密存在于你自己体内，存在于你日复一日所做的事情（和不做的事情）中。

我们美国人现在比历史上任何时候都长寿。20 世纪初的个人平均寿命不到 50 岁。如今很大一部分人口预期可以活到至少 80 岁，如果认真遵循各种健康准则，也许还能更长。我们每个人都可以自行做出选择，让自己的生命富有成效、充满创意、具有意义，还是截然相反，年复一年不仅因为年龄也因为严重的慢性疾病的摧残而逐渐衰老。

你始终可以做出选择。一些信息有助于指引我们走向正确的方向。癌症、心脏病、糖尿病，或者隐藏在你的家谱中的无论什么问题，不是"已成定局"，也不是轮盘赌、随机抽牌或掷骰子。我们可以使自己陷入困境，给自己发一手烂牌，让自己处于无法击球的位置；也可以使我们余下的时间富有成效、充满创意、具有意义。

事实上我们每个人都可以让这个世界变得比现在更好一点，但我们必须存在于这个世界上才能做到。

但有时候，尽管我们做到了一切，选择了健康饮食、锻炼、良好的生活方式，我们还是会失去健康，而重获健康的旅程往往会引领我们走上从未想象过的道路。癌症不是唯一会带我们走上新的未知道路的疾病，任何恶性疾病或慢性疾病都会彻底改变我们的生活。

就情感上的打击而言，几乎没有什么疾病能与癌症相提并论，但我们需要承认，其他可怕的疾病也会在我们以为自己所向披靡的时候夺走我们的健康。疾病不会在意地位、名利和财富。

后续章节的重点在于应对技能和导航工具，帮助你度过疾病带来的狂风骤雨。如果我们在森林中迷了路，无论我们是在加利福尼亚州的国家公园还是在佛罗里达州的大沼泽地，求生方法都是一样的。从下一章开始，我会为你画出求生地图。

第三部分

面对任何诊断结果都能活下来的关键措施

第 *11* 章

我患了什么病？我该怎么办？
为什么？

只要存在希望，未来就有无限可能性。

作为一名执业超过四十年的肿瘤学家，我有幸照料成千上万的病人及其家属，帮助其度过他们生命中最黑暗的日子——我也很荣幸见证他们一些最辉煌的时刻。

在这段时间里，我也观察到病人犯下的一些错误。这些错误是完全可以预测的，你可以避免犯错。我坚信你作为病人能够（也必须）成为自己的最佳代言人。积极主动、抢占先机、坚定自信。面对任何可怕的疾病或症状，不仅仅是癌症，怎样做出最佳应对并得到更好的结果，我在病床边得出了一些观察结果。

当你需要做出医疗决定时，这类似于你怎样看待关键的商业决策。事实上，我建议你成立一个理事会（由你最亲密的家人和最聪明的朋友组成）。如果你患上可能危及生命的疾病，亲自担任理事会主席。指定一个顾问团（也就是你的医疗团队）。但要记住，你才是坐在首席的人，你是做出最终决定的人，你要负起责任。

让你的配偶或伴侣加入这个理事会，前提是你觉得这个人可以保持客观，不会上演太多的情感剧。如果你有个当护士的女儿或当医生的女婿，也可以让他们加入。可以再加上你最好的朋友，比如那些配偶也得了癌症的朋友。也许可以加上你的牧师或宗教密友。不要考虑你那自以为什么都懂的孙子，或者爱管闲事的邻居，或者任何工作上的同事。你的医生肯定会成为理事会成员，但指挥者仍然是你。

我希望你能根据以下建议，深入探索人们作为病人需要询问的问题。我鼓励你和你的医疗服务提供者一起合作，得到体贴尊重、含有渊博学识的回答，也得到你应得的关心照料。

了解你的诊断结果

首先，你需要知道自己身上究竟发生了什么事，也就是你的诊断结果。无论是手臂骨折、脑瘤、心脏病发作、中风、糖尿病、狼疮或任何其他疾病，无论大病还是小病，你需要知道发生了什么，这样你才能针对自己的问题了解信息，然后痊愈。耐心处理这些信息。

如果你能看到敌人，就能与之战斗。所以要坚持要求看到你的 X 光片、实验室检查结果、CT 扫描、PET 扫描、乳房 X 光片、骨骼扫描和核磁共振成像结果。

认识到你的诊断结果的严重性。这需要了解通过显微镜确定的癌症名称、肿瘤的大小和等级，以及这是个缓慢发展的过程还是进袭性的过程。你需要知道自己是 I 型还是 II 型糖尿病，你患的是哪一种心脏病以及心脏病变情况如何，你的中风是否由动脉阻塞或出血导致。了解各种数据和百分比。

如果不了解病情的细节，你就无法围绕自己的问题查找相关信息，并针对治疗方法做出知情决定。

负起责任

除了成立理事会之外，也要与你的基层医生或专科医生建立一种平等的合作关系。不要放弃，也不要对其他人做出的医学决定言听计从。向你的家人和朋友寻求支持，但不要仅仅因为他们认为那是正确的做法就选择某种治疗方法。你们所有人要联合起来对付一个共同的敌人（你的疾病），希望能够实现这三个目标之一：治愈、生存质量，或者减轻症状。

值得信任的朋友或顾问可以重新表达或解释医疗服务提供者的意见，但没有人可以代替你发言。

你和你的医生对于结果负有同等责任，但你作为一个对自己负责的病人（或者在你无能为力的情况下由一位了解情况的家人或朋友代你行事），要对你的治疗方法做出最终决定。曾经，面对一种可怕的疾病，家属和医生会商量好对病人保密，不让他们知道真实诊断结果，以免让他们感到恐惧，但那种日子已经一去不复返——那时候人们甚至不会把癌症这个词付诸口头（现在有些例外情况是出于对传统文化的尊重，如前所述）。

确保把你的专科医生提供的资料副本交给主治医生。保管好你的手术和病理报告，尤其是如果你计划寻求第二诊疗意见。你的病历属于你的个人财产，但要注意，你可能并不能理解所有的临床术语。

请记住，你作为病人（或者在各种情况下作为你的父母、配偶、子女或朋友的代言人），对于治疗决定需要保持适当的自信。大胆表态，参与其中。这是你自己的生命（或者你关心的某个人的生命、你要对其负责的某个人的生命）。

不要询问医生，他们在类似情况下会怎么做。如果医生说，"如果你是我妈妈……"或"我曾经建议我的高尔夫球友……"，你很容易听从他们的意见，但他们终究不是你。

当我的病人询问我会怎样做时，我会解释，在同样的情况下，某些做法可能对我来说很合适，但并不适用于坐在我对面的病人。举个例子，我了解化疗的风险。如果获益的可能性很低，同时副作用很大，我可能不会选择接受治疗。但有些病人会紧紧抓住一切治疗机会，即使获益的概率只有千分之一。我会选择生存质量。而另一方面，有些病人更愿意碰碰运气。

医疗服务提供者需要尊重患者的意愿。有些人会接受存在毒性的、未经证实的治疗方法，即使获益率不到1%。我自己不会做出这样的选择，但我需要尊重和支持我的病人。

我的最佳建议是什么？希望到目前为止我已经表达得很明确，我希望病人对自己负责。

知识是强大的药物

在任何时候，都要保持积极和适当的自信。你的新角色是个病人（或者照料者，或者值得信任的顾问），你进入了一个陌生的环境。你不懂这里的语言，也不了解游戏规则，但你可以学，就像你为了投资股市研究金融界，或者学习在购物网站上买卖的具体细节。了解医学语言可以帮助你与医学专家有效沟通，你（或你的亲人）的未来掌控在他们手中。

如果医疗服务提供者提到你不理解的术语，你有权打断他们，请他们具体解释一下。我很佩服一些父母，在孩子面对令人绝望的诊断结果时，他们几乎一夜之间成为医学专家。有一对夫妻在女儿确诊一种罕见的呼吸系统疾病后，不仅成为这个领域的专家，还成立了一个非营利性基金会支持相关研究，为这个被忽视的领域中的研究人员筹集资金，建立家庭和病人支持小组，甚至和几位真正了解这种危及生命的疾病的专家一起发表了医学论文。

这些非医学专业人士了解这种疾病吗？是的，比大多数专业人士更了解。他们是从哪里了解这种疾病的？在医学图书馆阅读能找到的一切资料（包括纸质资料和在线网站，比如 PubMed），与病人及其家属建立联系，询问研究这种疾病的专业人士。如果你愿意，可以加入一些志同道合的支持和倡导团体。

一个越来越普遍的例子是阿尔茨海默病和其他老年痴呆症。随着越来越多美国婴儿潮一代开始照料年迈的父母，或者他们自己成为病人，他们及其家人在这个毁灭性的"缓慢告别"中，可以联系当地阿尔茨海默病协会接受相关培训。因为每个案例都是独一无二的，每个患上阿尔茨海默病的亲人会走过不同的旅程，关键在于照料者、家人和朋友必须理解接下来要面对什么。关于护理、药物治疗和生活环境，他们需要做出一些重要决定。

你不必成为世界知名的专家，但你需要先了解一种疾病，才能做出适当的知情决定。当你和你的医生谈话时，应用你新学到的知识。如果你不明白医生在说什么，请他具体解释一下，确保你能理解他的回答。

我的最佳建议是：带上一位家人或朋友（你的医疗理事会成员），这个人可以保持思路清晰，作为你的代言人可以提出问题并记下医生的回答。为什么？因为大多数病人在面对可怕的诊断结果时，感觉就像电路过载，只能记住很少的信息。

我和很多同事都发现，越来越多的病人会带着网上下载的资料来到诊室和病床边，或者带上 iPad 和笔记本电脑里面收藏的网站。有时，这些信息会造成一种对抗、冲突的沟通环境，而不是使双方在相互尊重的诊疗过程中平和地交换信息。

有意思的是，根据我自己的经验，带着网上查到的信息来到诊室的人一般是家庭成员和朋友。在大多数情况下，病人可能病得太重或者太害怕，无法查找信息，从而依赖于朋友和家人提供的信息。当然，这很正常也很恰当，但归根结底，掌握控制权的是病人自己，他们做出的决定会影响自己的健康和幸福。

要小心一位朋友出于好意把来自不值得信任的网站的一大堆可疑资料塞到你手里，就像我在前文中提到的那些网站。这些东西毫无价值。提防某些朋友向你兜售号称可以"治愈"你的维生素或膳食补充剂，即使是来自教会或者桥牌俱乐部的朋友。

互联网的出现让我们所有人都可以访问无数专门关注健康问题的网站。互联网上的信息可以成为你最好的盟友，也可以成为你最糟的敌人。应用可信任的医学信息资源，让这些信息成为你的盟友，从而你会成为你的医生治疗过的最聪明的病人。（关于医学网站的具体内容请参见第4章。）

社交媒体网站（比如Facebook、Twitter、YouTube），为医学实践的某些方面带来了极大的改变。同样，几乎所有的疾病都有一大群病人通过博客和播客讨论病情和治疗方法。在互联网上不一定能真正了解患者病情的细微差异，网上的信息可能引起误解、非常危险。

在新冠疫情期间，错误信息尤其容易传播，因为社交媒体上会出现两极分化的叙述和易于混淆的信息，发言人并非可信的健康政策和医学专家。

值得再三强调的是：对于网上的医疗信息要谨慎小心，非常非常谨慎。警惕由一些希望向你出售产品的公司赞助的网站。遗憾的是，互联网上的一些信息完全就是错误、危险和不可靠的。难道你真的认为在 cancercures-R–US.scam 上用信用卡支付 29.95 美元，就能找到从未有人发现的东西？你需要小心一点。如果一件事听起来美好得不像真的，基本上它就不是真的。

一些网站上有"医生"给出具体建议，也许很有吸引力，但非常危险。通过独立来源查一下这些所谓的网络医生或替代医学从业者。你可以通过各种可信赖的网站查询医学专业人士的背景。从你听说过的地方获得医学学位才是值得信赖的，而不是可疑的国外文凭或函授医学学位。在那些通过横幅广告宣传的认证项目中，随便谁都能拿到学位。

一种不太明智的做法是将你的病例与朋友、邻居或同事的进行比较。

病人不一定能理解每个个体的病例之间的细微差别。将你的情况与患有"同样的癌症""同样的中风"或"同样的心脏病发作"的邻居进行比较，可能带来风险、产生危害，也可能导致很多个晚上失眠。这类似于比较不同的法律案件或金融投资组合。每个案例都是独一无二的。

互联网正在改变整个社会文化，而医学实践受到的影响尤其大，超过了世界历史上任何其他技术带来的影响。

这对病人及其家属来说意味着什么？让我用自己作为一名业余金融分析师的情况来举个简单例子。

靠着强大的搜索引擎和各家公司赞助的金融网站，现在我可以接触到以前只提供给股票经纪人和金融分析师的隐晦信息。说白了，也许我的水平没有某些专家那么高，但我能清楚地了解市场趋势，分辨哪些属于谨慎的投资策略，哪些是完全脱离实际且不负责任的想法。

从某种意义上来说，现在大家都处于公平的竞争环境中。由于互联网的存在，作为客户的我与金融专业人士之间的知识差距变小。至少我知道该问什么问题，当我玩金融期货进入一个不熟悉的未知领域时，我也可以避开雷区。

然而，尽管我可以了解金融信息和金融数据，但我缺乏金融学识，这就是我需要专业人士参与的领域。病人也一样。

我们未必拥有足够的学识，知道怎样安全地处理金融信息。与投资共同基金相比，在涉及健康时犯错会带来更大风险。

研究你的治疗选项

你的医生会为你列出各种选项，但要负起责任的是你自己。我会反复强调这一点：选择哪条路要由你自己做出决定。

询问各种药物、手术、饮食和进一步复杂检验的利弊。确保你了解治疗方法的目的，确定你的每一个选项或选项组合是为了"购买"什么。也许你为了活得更久一点接受高毒性的治疗方法，买了低质量的生活，而非选择宁静的家庭时光。一个经常被忽视的选项是不接受治疗，尤其是对于某些类型的癌症。

向医生提出以下问题，帮助你做出决定：

· **这种疾病是否可治愈、可控制、可限制？** 不要接受"我们不知道"这种回答。根据同种疾病的患者群体的经验，医生可以推测特定病人的情况。每个人的疾病各不相同，但医生的判断八九不离十。

· **我从这种疗法中获益的可能性有多大？** 如果你对回复不满意，可以去另一家专门研究这种疾病的医疗中心寻求第二诊疗意见。这是你的权利，这是你的未来。请你的医生立即给你转诊。有些医生甚至能感觉到你对治疗计划感到不安，并主动提出寻求第二诊疗意见。第二诊疗意见——不应超过两种——应为你带来足够的信息，使你可以做出决定。不要在机场和诊室里浪费太多时间去选购你喜欢的选项。

· **我是否有资格接受任何实验性治疗？** 询问你能否参加临床试验，但一定要了解从 I 期到 III 期临床试验之间的区别。I 期临床试验对新的药物进行评估。设计试验是为了确定药物的最佳剂量，同时副作用介于可控制、可预测的范围内。很少有病人会参与 I 期临床试验。II 期临床试验的药物已经有一定希望，但很少能做到完全治愈。参与 II 期临床试验的病人，每个人的诊断结果都基本一样，例如肺癌、乳腺癌或结肠癌。III 期临床试验最终确认这种治疗方法是否可推广到更广泛的患者群体，将新药的有效性与标准治疗方法进行比较。病人一般并不知道自己接受的是实验性治疗还是标准治疗方法，或者二者结合。

重点：了解全局，然后做出关于治疗的知情决定。

寻求第二诊疗意见

不用不好意思，要认识到第二诊疗意见的重要性。没有哪一家医疗机构，没有哪一位医生或医疗服务提供者，对于每一种疾病都掌握了完整的信息。如果你想寻求第二诊疗意见，他们作为专业人士不会感觉受到冒犯。这在如今的医疗领域中是一种常见做法。

如果有一家大型医疗中心或者大学尤其擅长治疗你所患的疾病，去那里寻求第二诊疗意见肯定很有意义。本地医生几乎不会感觉受到冒犯，如果他们会产生这种感受，那你甚至更有理由去寻求另一种意见。医疗中心所在地点的支持性团体或者互联网上的中立善意团体，可以提供当地专家的姓名。在你的医生的支持下联系一位专家。

但也要现实一点，合理分配时间。飞遍全国从各种医疗机构中得到 17 种不同的诊疗意见，只会令人困惑且耗费巨大——不仅仅是浪费金钱，也会浪费时间和精力，并且延误治疗。一种或至多两种可信的诊疗意见，足以为治疗提供合理的指导。要避免让自己的分析能力瘫痪。在某些时候当断则断：要么遵循治疗建议，要么拒绝。

一旦你决定采取某个行动方案，要当个积极主动的病人，参与到治疗过程中。记录纸质或电子日志可以帮你记住别人对你说了什么、推荐了什么，以及为什么（这也是你的家人或朋友在就诊过程中记录的日志）。对于医生提议的治疗计划要有一定了解。如果需要每周前往离家数百公里之外的转诊中心进行治疗，这对你或你的家人来说可能并不是个可行的解决方案。

总之，当你对自己的诊断结果、治疗方法或进展不满意时，你会希望寻求第二诊疗意见。

投入时间，全力以赴

重病的诊断结果总是会令人震惊而不知所措。"你得了癌症"或者"你的孩子患上多发性硬化症"，这些话语会导致我们的判断力和推理力难以应付。所以，在你匆忙接受治疗之前，花点时间考虑一下行动方案。

在很多情况下，症状和体征可能已经存在了很长一段时间，而不仅仅是昨天出现的。所以一般来说，不必急于在确诊后一两天内匆忙接受治疗（中风和心脏病发作属于例外情况，必须在几小时内开始抢救治疗）。要记住，很多治疗方案是无法逆转的。例如，切除乳房或前列腺属于改变人生的重大事件。

对于你所患疾病的自然史有所了解。请你的医生解释一下典型的发展轨迹和演进。就像生活中大多数情况一样，第一炮打响的可能性最大。如果第一梯队无功而返，第二梯队获胜的概率有多大？如果第一种治疗无效，病人通常会变得更虚弱，病情加重，导致第二种治疗的成功率降低，不是完全为零，但会更低。

因此，收集所有信息和意见，然后做出知情决定，全力以赴。

▷ 建立你的支持系统，让每个人保持积极思考

当身患重病时，为什么有些人表现得比另一些人更好，社会联系是解释这种现象的最主要因素之一。一些严格的对照研究表明，家人、朋友，甚至宠物的支持，在情感上／心理上能够令人振作，在身体上能够增强免疫系统。家属需要支持病人的决定——无论是怎样的决定。

因此，我的最佳建议是应用你的人际关系。召集你的理事会，讨论关于医疗护理、治疗方法、痊愈和康复的选项。要记住主持会议的是谁——你自己。

▷ 对于医疗决定不要马后炮

不要事后回顾，而是要提前计划。对于治疗方法要相信自己的直觉，同时与你的医疗护理团队保持良好合作。如果你认为某个人的行为不符合你的最佳利益，那就去找个更合适的人。

让我来介绍一个最佳案例。一位早期乳腺癌患者对于手术后应该怎样选择感到纠结。放疗，做还是不做？化疗，做还是不做？激素治疗，做还是不做？病人及其家属慎重浏览了可靠的网站。他们知道怎样提出正确的问题，征求了两种诊疗意见，并且两种意见基本一致。病人满怀信心继续接受治疗，她知道她已经根据自己的情况做出了正确的决定。如果两种意见存在分歧，可以通过第三种意见做出决定。

周一早晨，每个人都是负责指挥的橄榄球四分卫。这一点也适用于在炒股和赌马时做出选择。把精力集中于今天，而非过去的事情。没必要反复纠结已经结束的诊断检查或无效的治疗方法，这只会分散你的精力，使你顾不上手头的任务。专注于人际关系、优先事项和待办清单。最重要的东西显而易见：家人和朋友，而非所有其他分散我们注意力的琐事。

紧紧抓住每一天，感受每一个机会。毕竟，今天才是我们每个人真正拥有的时间。

生活是一份全职工作——设定优先事项

不要让你的整个余生因为治疗疾病而崩溃。健康的生活是一份全职工作。如果你无法再100%开足马力，那就现实一点。放慢速度，闻一闻玫瑰花香。

要认识到，世界上并不存在超人。与疾病作斗争也是一份全职工作。如果你认为自己不需要帮助就能在接受某些严酷治疗的同时（比如化疗或身体康复），继续经营生意、积极工作、操持家务，这是一种愚蠢的想法。

没有人能独自应对这一切，现在是时候向朋友和邻居寻求帮助了。要承认支持系统的重要性。当你面对狂风骤雨时，朋友可以成为你的精神支柱。如果你参与了宗教团体，也不要忽视这方面的资源。

承认自己的局限性。治疗很可能导致你的精力、活力和专注力变差。你不太可能继续每周工作 50 个小时、整修屋顶、为乡村俱乐部举办晚宴，因为你同时要应对严重的副作用或艰难的康复过程。列出优先事项和代办清单，承认自己精力有限。必要时完全可以告诉别人你需要休息和独处时间。

安排好时间。如果你曾经每周工作 60 小时，要认识到，在治疗和康复期间你可能没有足够的精力保持这个节奏，所以，在上半天完成最重要的事情。至于什么是最重要的，以及怎样合理应用时间，这要由你自己做出决定。

我的最佳建议：时间的意义发生了变化。充分利用你的时间。

我的生存处方

面对可怕的诊断结果时，很多人并不知道要做什么，或者首先要做什么。我在这里列出了面对任何诊断结果都能活下来的必要步骤。

我的一些病人要做出非常严酷的决定，面临同样严峻的未来。让我能够坚持下去的一种想法是，只要存在希望，未来就有无限可能性。不存在希望也就没有任何可能性。我和我的病人永远不会放弃希望。

无论你面对的是什么，我建议你保持适当的乐观、适当的积极、适当的现实。请认识到，在生命的旅程中，始终存在一个不确定的窗口。

在医学领域，我们必须接受生活的不确定性，因为我们尚未掌握所有的答案。

第 *12* 章

通过补充医疗寻求健康、和平与安宁

如果我们过于关注遥远的未来，我们会错过今日的奇迹。

很多人会病急乱求医，放弃经过科学证明的主流医学，反而相信在希腊、巴哈马或墨西哥能找到一些奇迹的疗法——往往是为了治疗癌症，但也有其他疾病。

我曾有过亲身经历，见过这样急于求医的病人在离家数千公里之外的国外旅馆去世。如果这还不够悲惨的话——家属还没来得及从当地汽车旅馆赶到亲人的床边，死者的尸体就已经被剥掉衣服、摘下戒指，还要向患者家属勒索高昂的费用才能把尸体送回美国。

这是替代医学带来的最糟糕的结果。

面对危及生命的疾病，尤其是在几乎被判了死刑的情况下，病人为了控制病情寻找几乎每一种可能的解决方案是合情合理的，完全可以让人理解。

我们在 21 世纪实现了医学史上最伟大的奇迹，美国拥有全世界最先进的诊断设备、最优秀的外科医生和最好的医院，但人们对于医疗保健服务体系仍然存在零零碎碎的不满。美国医疗系统确实存在令人感觉幻灭的地方。但我可以向你保证，在廷巴克图肯定没有什么奇迹疗法。不过我完全理解有些病人需要去国外求医，需要去找某些医疗服务提供者，否则他们会觉得没有试过所有的可能性。

我在诊室会听到这样的说法："如果我们能把人类送上月球，我们肯定也能治愈癌症。"但这就是问题所在。我们很早就理解了向遥远的星系发射卫星的物理、力学和工程学原理。然而，对于我们这颗星球上的大多数癌症，我们却完全不知道为什么一个细胞会失控、变异、扩散，并最终夺走一个人的生命。

病人感到沮丧，家属感到失望，于是他们去寻找"别的办法"，然后发现了替代疗法或补充疗法。

新冠疫情中也出现了同样的情况。由于医学界的政治分歧和缺乏信任，一些病人转向未经证实的非传统治疗方法，但这些疗法可能是危险甚至致命的。

你还有什么选择？

虽然并无确切数据，但很多专家认为至少 70%（可能更多）的病人会使用不属于一般常用医学实践传统体系下的技术和干预措施。我指的是补充医疗和替代医疗，这是美国国家补充与整合健康中心给出的定义：

替代医疗体系：真正的替代医疗包括顺势疗法和自然疗法、传统中医，以及阿育吠陀疗法。

·顺势疗法从业者相信"以毒攻毒"。他们使用少量高度稀释的药物来治疗症状，这种药物在高剂量下恰恰会引起这样的症状。

·在自然疗法中，从业者会应用大自然对于人体的治愈力量。具体做法包括饮食、按摩和针灸，促进痊愈并实现更好的健康状况。

·传统中医（TCM）着眼于身体的生命力，或者说"气"，涉及饮食、按摩、草药和针灸。

·来自印度的阿育吠陀疗法在疾病预防和治疗中整合思想、身体和精神。

身心干预： 我们将进一步讨论身心联系，但是像患者支持小组和认知行为疗法等技巧曾一度被视为有点"过时"，如今已再次成为主流。真正的身心疗法包括冥想、祈祷、心理治疗，以及美术、音乐、舞蹈的创造性应用。

生物疗法： 自然界中发现的物质，比如草药、食物和维生素——全球认可的膳食补充剂——都属于这一类。当然，并不是说大自然中找到的所有东西都有治疗作用，也不能仅仅因为某些东西是"自然"的就认为它是安全的。例如，猪油肯定来自大自然，但并不健康。

推拿按摩疗法： 脊椎指压治疗师的工作主要针对肌肉、关节和肌腱，这些从业者可以为我们缓解紧绷和疼痛，但无法治愈癌症。如今，很多经过培训的脊椎指压治疗师已认识到自己的局限性，他们可以为一些病人缓解痛苦，一般与传统执业医师合作。

能量疗法： 有些人认为，有一种能量场能包围并穿透人体，但这种理论尚未得到科学证实。生物场疗法包括气功、灵气（Reiki）和治疗性触摸等，从业者声称他们可以通过双手按压或推拿人体来控制能量场。这种疗法还有一种更激烈的形式应用了电磁场——同样尚未得到证实。

在西医的诊所和医院中，这些产品和技术一般不属于主流。有些替代疗法在经过尝试后被驳回，上文提到的一些疗法也许会被更多人接受，也许会逐渐淡出视线。

让我们来看看过去的一些做法：人们曾经对可视化技术抱有巨大的热

情，你坐在一个安静的房间里，想象自己的免疫细胞正在吞噬癌细胞。不幸的是，这项技术未能经受住时间的考验。

儿年后，人们对于特定饮食方案产生了极大的兴趣，比如吹嘘可以治愈癌症的长寿饮食法。不幸的是，糙米并不能解决问题。

一位医生在巴哈马推广格森疗法和免疫增强疗法。这些治疗方法的人气很高，但能否产生效果从未得到证实。事实上，其中一些做法可能并不安全，因为限制了某些重要营养素和矿物质的摄入。

一些医学从业者提倡用咖啡灌肠和其他类型的干预措施，那不仅毫无用处，而且相当危险。他们把诊所开设在美国境外，赚了一大笔钱，并以高昂的价格为病人带来希望。这些疗法都经不住适当的临床研究的审查。

如今，我们进入了大剂量补充维生素的时代，同样，这种做法不一定是有益的。

医学通用术语侧重于使用"补充"（complementary）这个概念，而不是"替代"（alternative）这个词语。补充意味着这些方法属于辅助，作为传统医学的增补而非代替品。我不会使用"整体主义"（holistic）这个术语，还没有人真正确定其定义。

另一方面，补充医疗或整合医疗会把主流医学疗法和已证明安全有效的替代疗法结合起来。让我给你举个例子。一种治疗方案包括了冥想、瑜伽、正念和祈祷反思，对于受到慢性疼痛困扰的病人会产生非常积极的作用。这类活动可以和应用可待因或吗啡的传统止痛方法相结合。因此，"替代"和"补充"之间存在区别，后一种名称更合适。要明确一点：这些方案是为了补充而非取代主流医疗干预措施。

基层医疗服务提供者需要了解你正在应用的任何类型的补充医疗方案，这一点非常重要。哈佛医学院替代医疗研究和教育中心（是的，主流医学院正在认真对待补充医学）进行的研究展现了寻求替代疗法的病人都有哪些习惯。

大多数人在去见替代医疗从业者之前，会先去看基层医生。那些同时去见两类医疗服务提供者的人，对于不同从业者的能力具有同等信心，而不是说对现代医疗实践缺乏信心。在看医生的同时应用某种补充疗法的病人，大多数认为二者结合比单独应用任何一种效果更好。

同时去看医生和替代医疗从业者的病人中，多达 72% 的人与医生交谈时没有透露他们去见过替代医疗从业者。他们觉得医生是否知道这一点并不重要，或者觉得医生也没有问过，又或者认为那不关医生的事。有些人觉得他们的医生可能不赞成或不鼓励使用替代医疗。

这就是问题所在。

例如，有时抗生素、血液稀释剂和草药疗法之间会发生严重的相互作用，这也是一个我们需要留意的因素。如今病人会在互联网上和购物中心购买替代药物。作为医疗服务提供者，我们认识到，这些疗法中有的会降低传统处方的有效性，有的会增强或加速传统处方的副作用。

我是一个跑步社团的成员，我们会一起讨论疼痛、受伤和缓解疼痛的干预措施。一位成员偶然提到他正在服用医生开的血液稀释剂。他也提到自己正在服用姜黄，这是他道听途说后从杂货店药房购买的一种消炎药。而他不知道的是，姜黄可能增强血液稀释剂的效果，他会有大出血的风险。

你在药房里根据处方购买抗生素、抗抑郁药或心脏病药物时，基本可以确定这些药物会遵循纯度要求和生产标准，但如果你购买不需处方的营养补充剂、草药或维生素，那可就不一定了——即使是同一家街角杂货店出售的也不能保证。所以你需要保持理性，把这些信息告知你所有的医疗服务提供者——包括替代医疗和其他。

我们怎样分辨有无效果？

补充疗法或替代疗法的概念一般是指没有被传统医疗界普通医生一致接受的干预措施。这是否意味着这些治疗方法毫无意义？当然不是。现在的情况更接近于悬而未决。我们可以通过适当的研究确定主流治疗方法有无效果，也可以应用同样的科学研究方法验证替代疗法的效果。让我在这里介绍一下。

▷ 要不要摄入维生素 C

莱纳斯·鲍林（Linus Pauling）博士是世界上唯一三次获得诺贝尔奖的人，所以他说的话，全世界都会认真听。当鲍林开始宣传大剂量维生素 C 治疗癌症的价值时（他说他自己每天都大量摄入维 C），很多人开始在日常饮食中添加维生素 C。

很多持怀疑态度的医学界评论者认为，鲍林博士的研究是有缺陷的。他把摄入维生素 C 的病人与苏格兰一家医院的病人进行对比。这种方法称为历史性或回顾性调查，已不再被医学界视为一种评估治疗效果的科学标准。不用说，我自己也是怀疑者之一。

针对这个问题，我们在妙佑国际医院进行了一项前瞻性随机临床试验。我们使用的研究方法代表了评估一种疗法的最佳标准。在我们的研究中，一队统计学家对晚期癌症患者进行严格的分析。由此得到的基本论点是：在晚期癌症治疗中摄入维生素 C 并不能为患者带来益处。我们的研究结果发表于《新英格兰医学杂志》——世界上声誉最高、审查最严格的医学期刊之一。

从那时起，大剂量维生素 C 基本变成明日黄花，不再是大多数癌症患者关注的救命稻草。

鲍林博士和他的同事激烈批评我们的研究方法。尽管如此，我们坚持自己的立场，我们的研究结果（遵循严格的科学方法）说明维生素 C 对于晚期癌症患者没有益处。

然后，我们围绕已通过手术切除肿瘤的晚期癌症患者进行了第二项研究。例如，有些人患上源于结肠和直肠的癌症，癌细胞扩散到肝脏。然后肝癌被切除。虽然这些病人属于"无病"状态，他们遭遇同样的癌症复发的风险非常高。

整体而言，这些病人比前一次研究中的晚期癌症患者更加健康。我们再次开始试验，病人要么服用安慰剂（不含药物的片剂），要么摄入高剂量维生素 C。

这次的结果也一样，我们没有发现维生素 C 能带来任何益处。现在让我们进一步讨论这个问题。如果一个人整个一生都在服用维生素 C，是否起到预防性药物的作用并阻止癌症发展？答案尚不明确。理论上，也许可以，但目前并没有令人信服的证据证明维生素 C 可以作为一种预防性干预措施阻止癌症发展，而且，维生素 C 肯定也不是没有风险的。

安慰剂效应

某些膳食补充剂和医疗技术的效果（无论是否虚假），也许可以用安慰剂效应来解释。换句话说，如果你坚信某种干预措施或药物能够起到作用，那么这种信念有可能触发免疫相关物质的生成——大脑深处产生一种类似鸦片的化学物质。

这也许可以解释所谓的跑步者高潮，以及有些人在压力下面对骨折和穿透伤时也能坚持下去的能力。有医学文献认为某种特定治疗方法其大约 30% 的效果与这种安慰剂效应有关。

大脑中有一种名为内啡肽的化学物质，也许能降低我们对疼痛的感觉，并且至少在短期内增强耐力和幸福感。换而言之，如果我们坚信某种干预措施能产生效果，它至少短期内可以带来一些益处。

我们很多人都隐约记得在历史讲座上会讨论身心联系的话题。在最早推广这一概念的文明社会中，诞生了苏格拉底和亚里士多德。古希腊人为世界带来了很多礼物，身心不能分离的概念就是其中之一。一方受到影响，另一方也一样。任何将二者分离的做法都是违背自然规律的。我们的所思所想，决定了我们会成为什么样的人。我们的语言创造了我们的现实，态度决定现实。如果我们说今天将是美好的一天，你猜会怎样？我们会度过美好的一天。

你想看到身心联系的证明吗？闭上眼睛，想象一个汁液丰富的柠檬。看看它，摸摸它，闻闻它新鲜的味道。现在，在你的脑海中切开柠檬，把柠檬汁挤进杯子里。

你是什么时候开始流口水的？你是什么时候缩起嘴唇的？这些不是你思考后做出的反应，而是自然而然就会发生。你脑海中的想象结束而身体功能启动，此时你是在哪里？这就是心与身的交界。

通过类似的自我意象和正念冥想，你甚至可以使自己的血压降低、脑电波平静下来，以及控制自己的心率。对一些灵修者进行的科学研究表明，他们的血压会随着冥想降低，脑电波功能也会发生特定变化。

让我给你讲个故事。一位六十出头的女性病人患有晚期结肠癌，癌细胞已经扩散到肝脏。肝包膜是肝脏最外层的膜状结构，质地和厚度就像足球的球皮，上面充满了细微的神经末梢，对于癌症生长导致肝脏肿大引起的疼痛极为敏感。这位病人因严重疼痛住院。

一天早晨，她明确告诉我们来查房的所有人："如果我是一条狗，你们会开枪打死我；如果我是一匹马，你们会杀掉我。请让这种痛苦结束吧！"我们调集了临床应用中最好的麻醉疗法，通过最先进的计算机技术小心谨慎地给病人输送一定剂量的止痛药。在病人刚入院的几天里，我们的努力越来越无济于事。

医疗团队中一名成员在早晨查房时问："有没有哪个教会或牧师能为你带来帮助？你信仰什么？"病人的态度出现了奇迹一般的变化，她同意去见我们的一位牧师，然后人们逐渐了解到她的故事。这是一个关于背叛、怨恨和苦难的故事，漠不关心的企业巨头使她和丈夫遭受毁灭性的打击。

一旦她找到一位仁慈的倾听者，她就能倾诉自己对于生活不公的愤怒。在那时，我们可以明显减少吗啡的剂量，她出院时几乎不再感到疼痛。

这个故事带来的经验教训很明确。这不是什么高深的火箭科学，甚至不是医学。我们可以注射各种各样的麻醉剂来减轻病人的疼痛，但我们必须承认，我们很多人的痛苦存在于灵魂之中。如果这种痛苦得不到承认和解决，就会继续增强。如果同时存在身体上的疼痛，这种情况尤其容易出现。因此，世界上任何止痛药都不可能为这些病人带来他们迫切需要的平静、安宁。

安慰剂，还是身心关联？只要病人能够得到帮助、希望和治愈，究竟是什么原因重要吗？我们需要利用一切方法作为我们的武器。而同样重要的是，我们需要倾听病人的故事。

草药和维生素的讽刺之处

如果病人希望尝试草药治疗，我会给予支持。我正在了解维生素，但我希望指出的是，服用任何一种膳食补充剂都可能引起潜在问题——这些产品没有受到监管，可能含有大量污染物，等等。我试着劝阻病人不要浪费大量金钱，制造出我的一些同事称之为"昂贵的尿液"的物质（因为你的身体用不到的东西都会被你排泄出去）。

虽然有专家认为大多数草药在指导下服用是安全的，但美国食品药品监督管理局（FDA）最近的一系列警示和产品召回反而强调了一个事实，这些产品没有经过任何人测试、检验或批准。美国1994年颁布的《膳食补充剂健康教育法》（DSHEA）并没有要求草药和其他膳食补充剂制造商在上架前证明他们的产品安全或有效。制造商可以在标签上笼统宣称产品具有健康功效，而FDA对于产品的具体内容没有任何规定。

如果你购买草药，你是不受保护的。事实上，美国杜克大学医学中心一位教授说："你更了解一袋膨化零食含有什么，而不了解宣称能够治疗和预防疾病的草药产品含有什么。"值得反复强调的一点是，无法保证这些产品是安全有效的。

根据 FDA 对于麻黄、生姜、银杏、缬草、圣约翰草以及很多其他植物的警告和建议，消费者服用少量草药导致的后果包括死亡、肝损伤、癫痫发作、心脏病发作和中风。出现这些不良反应的原因可能是草药产品与其他药物的相互作用、引起过敏反应、含有杂质，或者摄入剂量过高引起危险。

就像草药的很多已知风险一样，这些风险在产品上市后才得以披露。从某种意义上来说，你相当于实验动物。

仍然坚持选择草药？当然，你可以两面下注，但尽量不要引起危险的相互作用。要注意草药和处方药物可能不适合一起服用。和你的医生讨论你正在服用的一切东西。药剂师也非常擅长检查药物与草药的相互作用；事实上，在这方面药剂师可能比大多数医生更了解情况。

需要强调的医用大麻

在我撰写本书第一版时，人们甚至不认为大麻属于医药箱中的一种用品，但如今在美国很多州，大麻及其活性成分 THC 的医疗用途已合法化，很多州允许出于医疗和娱乐目的使用大麻，让我们讨论一下这方面的问题。

考虑到医用大麻的新兴用途和法律限制，相关医疗和法律环境是个不断变化的难题。我发现，在可以合法使用医用大麻的美国各州，使用者通过吸食或咀嚼（就像巧克力糖或橡皮糖）大麻来缓解各种疾病，比如阿尔茨海默病、肌萎缩侧索硬化症、癌症、克罗恩病、癫痫及其发作、青光眼、丙肝、艾滋病、多发性硬化、严重疼痛和慢性疼痛、严重恶心以及创伤后应激障碍。美国每个州都有不同的规定。

如果病人及其专业护理团队赞成使用医用大麻，只能由经认证的医疗服务提供者根据各州的明确规定开出处方，然后病人前往每个州经批准的特定大麻配药点。大麻的使用需要谨慎遵循一些明确的行政、法律和监管限制。

这是管理和法律方面的问题。

难点在于，我们医学界对于医用大麻的效果没有一致的临床试验证据，我们只能依靠患者报告效果。如果每天晚上吃个热巧克力酱圣代能帮你缓解疼痛，我觉得挺好。如果咀嚼医用大麻能帮你缓解疼痛，我也觉得挺好。

是的，在随机对照临床试验中，摄入有效成分的病人报告称疼痛、恶心和特定肌肉酸痛得到缓解。这是否存在确凿证据？目前还没有。但如果症状得到控制，我也不会反对。

张开嘴发出宇宙之声"唵"

科学家们还不太确定冥想是怎样发挥作用的，但也许我们可以从哈佛大学赫伯特·本森（Herbert Benson）医学博士的工作中获得一些启发，他最初撰写的内容是关于放松反应。本森博士的研究表明，看看安静的溪流或鲜花盛开的森林，这样的画面可以降低血压和心率，为冠心病患者带来巨大的益处。

在你的脑海中想象宁静和幸福——这是人类追求的基础。人们通过心理意象、冥想技巧、祈祷和其他类型的大脑活动，与疾病进行斗争。目前尚不清楚这些做法能否延长寿命，但肯定能提高生活质量，帮助病人度过整个人生最艰难的一段旅途。

有专家创立了名为正念减压的冥想课程，适用于各种慢性病患者，比如焦虑症/恐慌症、哮喘和过敏、癌症、抑郁症、胃肠问题、高血压、慢性疼痛、睡眠障碍以及压力。

冥想的方法不是什么秘密，也不难学会。你可以在健康和健身中心、大学、医院项目和瑜伽中心找到合适的课程。冥想或瑜伽唱诵——默默重复一个词语触发本森博士描述的放松反应——具有强大的力量。唱诵类似于祈祷，可以为你的身体带来明显的益处。意大利的一项研究记录了进行念珠祈祷或瑜伽唱诵的成年人的呼吸频率。唱诵和圣母颂都能使受试者呼吸减缓、注意力更加集中，并产生一种平静和幸福的感受。

然后是祈祷的力量。

针对补充医学实践的效果进行的最早的研究之一，是杜克大学医学中心对需要冠状动脉支架植入术（一种撑开动脉的心脏病手术）的心脏病患者进行的研究。

除了做支架植入术之外也接受了补充干预措施的病人，相对于只做了手术的病人表现更佳。所有病人都接受了支架植入术，但只有其中一部分人也接受了四种干预措施之一：引导式想象、放松压力、治疗性触摸或代祷（世界各地不同宗教的祈祷团体收到分派给他们的病人的姓名、年龄和疾病，然后他们会为这些病人祈祷）。病人并不知道是否有人正在为他们祈祷，还是自己只接受了标准治疗措施而没有祈祷干预。（接受其他三种干预措施的病人会主动参与这些补充治疗方法。）

如果病人接受了四种补充干预措施中任何一种，出现并发症的绝对比例较低，术后住院期间问题较少。研究人员认为，这些干预措施可以帮助病人感觉更加平静，有利于恢复过程。被分派接受代祷的病人，似乎比接受其他类型补充疗法的病人恢复更佳，也比对照组更佳。这项试点研究的结果引起了很大兴趣，人们进行了另一些研究来验证这种理念。

妙佑国际医院进行的一项研究通过随机临床试验评估了祈祷的影响，试验中的病人并不知道是否有人为他们祈祷。通过这种方法进行的研究没有发现明显影响。我们这一次临床试验中没有体现出祈祷的效果。

还有，哈佛大学的本森博士及其同事在 2006 年研究了代祷本身或者了解有人正在为病人祈祷是否会影响结果。结论是不会产生影响。

我们不能忽视祈祷的价值，因为我们无法证明一项干预措施的价值，并不等于证明了它没有价值。

如果有人说，"我会为你祈祷"，这意味着在这颗星球上至少有一个人对你表示关切。那个人也许会改变一切。

▷ 我自己的静修

我在前文中提到过，我一般会在每年四月花三天时间离开原本的环境，参加静修。静修的基调遵循耶稣会创始人圣伊纳爵·罗耀拉的哲理。他相信一个人只有通过真正的静心冥想和内省反思，才能真正理解和应对生命中伟大的秘密。

每天由一位耶稣会静修大师进行两三次简短的布道，时间不超过 10 或 15 分钟。每次布道之后反思一两个小时。身处类似于大学校园的美丽环境中，可以帮助我们认清自己是谁，我们在人生中真正的目标是什么。整体而言，从仪式、弥撒和玫瑰经的角度来看，这个活动带有天主教的特点，但一部分参加者并不是天主教徒。我们每个人都在同一艘船上。我们所面临的问题显然是普遍存在的，适用于我们每一个人。

作为一个习惯于记笔记的人，我会如实引用并记录一些关键问题。让我和你们分享一下我在一次静修之后写下的内容。

· **不要过于担忧。** 圣经告诉我们，如果你过于担忧，也许你就无法走完人生这段旅程，没有谁能通过担忧让生命增长一寸光阴，这对你的心脏也没有好处。各种传统信仰的各种宗教经典可以为病人带来安慰，支持他们度过这些艰难的时期。（这些经典也能为护理这类病人的医生带来极大的支持和安慰。）

· **开朗热情。** 很明显，如果你病得很重，也许不可能做到这一点，但一个消极负面、抱怨不断的人会赶走一大群朋友。

· **活在当下**。这意味着不要只注目于太过遥远的未来。我们并不鼓励鲁莽行事，毫无准备地面对未来，但如果我们只看向遥远的未来，就会错过今天的奇迹。这种哲理与正念的观点不谋而合：着手于当下，专注于当下，而不是被过去的遗憾或未来的不确定性分散注意力。

· **保持整洁**。也许这听起来是个好笑的建议，但如果我们一生中大部分时间都用来寻找东西，我们显然会浪费掉很多机会和精力。我们为了改造房子把家里拆得乱七八糟时，我和佩吉感觉仿佛失去了停泊的港湾。凌乱不会带来创造性。

· **在合理范围内尽量保持和平，化干戈为玉帛**。充满愤怒和敌意，猛烈抨击朋友、同事或体制，这样做会浪费你大量的精力，使你非常消极，结果适得其反。

· **随机应变**。想办法让事情取得进展。（通过在你控制范围内的合理方式。）

· **与他人接触**。没有人能独自应对一切，但也要知道什么时候需要独处。

· **授权**。我们需要帮助，在你生病的时候尤其是这样。

正念静修就是我的替代疗法，我个人缓解压力的方法。你不需要专门去某个地方才能完成你自己的正念静修。留出一小段冥想时间——在浴缸里多泡一会儿、轻快地散步、迎接日出、坐在阳台上喝一杯茶——你会感受到独处和沉思的治愈力量。我建议在这方面每天摄入健康的剂量。

身体的音乐，灵魂的音乐

闭上眼睛，现在哼唱电影《大白鲨》（*Jaws*）的主题曲。你的心跳有没有变快？你会不会感到害怕？如果你在脑海中想象鲨鱼，肯定会这样。也许你甚至没有意识到这种影响，但音乐会引起一种条件反射。有趣的是，一些从未看过《大白鲨》的修女，听到同样的音乐时不会想到鲨鱼，血压读数也不会突然升高。

现在想象一下，音乐的治愈力量。

17 世纪荷兰物理学家克里斯蒂安·惠更斯的研究发现，两个紧挨着放的钟表会同步发出滴答声，这就是音乐改变行为背后的原理。这种自然节律或共鸣会使两个物体一起做出动作，也体现在音乐的节拍促使你的身体心率变慢、舒展紧张的肌肉、进一步深呼吸，从而带来放松的感觉。

某些音乐——比如冥想唱诵——可以帮助你平静下来、放松身心。你可以训练自己有意识地放松。你的心率会伴随着音乐的节奏慢下来。熟能生巧，所以每次听到令你感到平静的音乐时（具体因人而异），你可以自动触发放松反应。

如果你要住院，考虑带上 iPad，准备好音乐网站会员，如果有的话，也可以带上一个小型床边 CD 播放器，还有你最喜欢的平静音乐。这也许能对你的身体免疫系统产生一定影响，有助于重建身心联系，再次找到和平的感觉。

音乐治疗这门新兴学科正变得越来越主流。这种技术更多地应用于临终关怀机构。身患重病的人可能会选择住进临终关怀机构，但也有很多病人在自己家里接受临终关怀。临终关怀机构里的病人，一般预期剩余寿命不到 24 周。音乐作为一种综合治疗方式，在这段黑暗的日子里使病人内心和灵魂平静下来。

欧洲进行了一项小型研究，将音乐纳入心脏病患者的康复过程。一组心脏病患者接受有氧训练，并且每天听 30 分钟最喜欢的音乐，他们心脏健康的恢复水平强于另一组只进行锻炼的类似患者。虽然这只是一项小型研究，但对于身心联系的力量给出了明显例证。

现在让我们亲自参与到音乐之中。当然，唱歌是声乐治疗的一种形式，但还有一种历史悠久的技巧称为唱诵，可用于促进身心健康。唱诵类似于唱歌，只是你会一遍遍重复那句"歌"，可以出声也可以默念，可以独自一人也可以加入集体。

唱诵可以帮助你从世俗琐事上转移注意力。唱诵捕捉声音的振动，振动产生力量。例如，就像歌曲中的高音可以震碎玻璃，唱诵有助于唤起放松反应，这对于冥想来说非常重要。唱诵还有一些间接的益处，包括调整呼吸、减缓心率、高度集中注意力，以及让大脑释放有益的化学物质以改善情绪并提升能量水平。

即使唱诵中不包括冥想的部分，你也可以在淋浴时唱诵，象征着开始度过积极的一天，甚至可以在汽车里唱诵，避免日常通勤时出现路怒症。尝试用专门的 CD 录制各种东方语言的唱诵，使用西塔琴等乐器伴奏。相关从业者认为，你做得越多，就会感觉越好。

如果认为音乐治疗可以使重病消失，那就太想当然了，但音乐治疗肯定可以提高生活质量，带来一种幸福感。

对你摇尾巴的小东西

"我需要回家看麦克斯。"我的病人告诉我。我以为这是他的儿子或者伴侣，但其实他说的是他那只德国牧羊犬。他的宠物是他战胜疾病出院的动力。这位危重病人仿佛为我打开了一扇不可思议的大门——这扇门引导我走上一条神奇的治愈道路。

如果你被困在一个荒岛上，你希望陪在身边的是你的宠物还是由你选择的某个人？在美国动物医院协会进行的这项调查中，超过一半人选择了他们的宠物——值得深思的结果。当你回家时，是谁第一个在门口迎接你？

我们不能再忽视人们与宠物之间的纽带在医学方面的意义。我们的宠物使我们身心达到平衡，这是真正意义上的身心医学。

我建议一些癌症患者养宠物，帮助他们应对疾病带来的压力。事实上，我认为养宠物是能让你实现更长寿、更健康的生活的最简单、最有益的方式之一。

同样的理念也得到美国心脏病学会的认可：这些长着皮毛、鱼鳍和羽毛的生物，这些依赖于我们的小东西，也许有助于提升我们的生活质量。当然，我们需要保持理智。年老或体弱的人很难照顾好一只大型动物，但在某些情况下，即使一条金鱼、一只鹦鹉或者一只猫，都具有拯救生命的意义。

这些生物是怎么做到的？摇晃的尾巴，轻柔的咕噜声，在你腿上蹭来蹭去，这是无条件的爱和彻底的奉献，这是唯一一种金钱可以买到爱的情况。各种研究不断告诉我们，宠物可以反过来让主人保持快乐、健康、积极主动。我的好友马蒂·贝克尔（Marty Becker）博士是一位兽医，他的著作《宠物的治愈能力》（*The Healing Power of Pets*）记述了动物与人类之间的纽带具有治愈的力量。

我和马蒂一起为观众介绍"宠物处方"。我们这个癌症医生和兽医的二人组合看似不可思议，其实也没有那么不搭。医学和兽医这两个学科都可以成为治疗团队的一部分。喜欢猫和狗的人会理解为什么宠物处方能发挥惊人的作用。医学研究文献证实了这一理念，让我再强调一下我们了解的情况。

当你抚摸你的宠物时，大脑在几分钟内释放出的化学物质让你仿佛进行了一次 SPA 治疗，使你感觉很好——你的宠物也会感受到类似的益处。深入细致的爱抚引起的感觉反应类似于母亲给孩子哺乳时出现的反应。这种治疗性抚摸确实会产生一定效果。

抚摸宠物可以降低血压，也许这就是为什么养宠物的人服用高血压和高胆固醇药物较少。养宠物的人患上心脏病的风险也较低。甚至在经历心脏病发作的病人中，养宠物的人一年内的存活概率是不养宠物者的四倍。

养宠物本身就是一种特效药。美国心脏学会的报告称，养宠物不仅会为你带来更健康的生活方式、更多的身体活动和更低的压力水平，也会导致血压和胆固醇降低，所以说，"宠物温暖你的心"还有一种新的含义。

宠物是人类一辈子的好朋友。美国迈阿密大学和圣路易斯大学围绕养宠物的益处进行了另一项研究，研究人员称，养宠物的人比不养的人幸福感要高得多，例如自我价值感较高。养宠物的人身材更好，性格更外向。

有些宠物会提醒患有糖尿病的主人需要降低血糖；也有些宠物能感觉到心脏病发作或哮喘发作，甚至嗅出癌症的存在。这些能够拯救生命的宠物属于珍稀动物。可别指望你的猫或狗也能做到这种事。

如果你还记得前面讨论过的放松反应，和宠物在一起也能达到那种平静的状态。尤其是如果你存在慢性疼痛的问题，宠物可以帮你转移注意力，从而改善心情。与宠物进行身体接触可以阻止疼痛蔓延，关闭你的痛苦中枢。采取"宠物处方"时，通过高科技成像技术可以明确看到疼痛区域的血流量减少。

宠物会使你坚持运动。有时候你最好的锻炼伙伴就是你的狗。一只约克夏犬的"表情"或者一只拉布拉多犬用鼻子推你，没有什么比这更能让你从沙发上爬起来去散步。养宠物，尤其是养狗，会让你走出家门进行更多的社交互动。你也记得，我在前文中一直提倡社会联系。遛狗时你会见到你的邻居们，新冠疫情期间的邻里关系几乎全靠这种活动。

就像 K-9-1-1 一样，宠物可以缓解你对急性压力的反应，减轻对于压力的感知。比起和你最好的（人类）朋友或配偶讨论你遇到的麻烦，和你的猫或狗单独待上几分钟，也许更有利于缓解压力。

如果你患有手部关节炎，给你的宠物做些按摩。你们双方都会感觉更好一点。艾滋病患者如果养宠物，他们患上抑郁症的可能性比不养宠物的患者更小。

治疗动物在医院和疗养院里很常见，主要是狗。为什么？因为它们能带来的东西是我们医生在药片里找不到的。医疗护理中心正在引进动物辅助治疗团队——经过认证的治疗犬和训练有素的工作人员——从一个病房到另一个病房，从一张病床到另一张病床，以它们特有的温柔陪伴病人。妙佑国际医院出版了一本很棒的关于杰克医生的书，它是一只为人们带来帮助的狗。治疗犬改变了我们的生活。杰克医生在退休之前一直是妙佑工作团队中的一名真正的成员（员工名录中也有它的照片）。

宠物也为长期护理机构的住户带来难以衡量的快乐。动物辅助治疗能够有效减轻愿意接受治疗的住户的孤独感。很多疗养院住户在以前的生活经历中与宠物建立了深厚的感情，这是他们支持系统中非常亲切的一部分。也许这就是为什么护士会观察到，不再跟儿女或孙辈说话的老年痴呆症患者反而会兴致勃勃地跟金毛治疗犬说话。

如果可以选择（很多老年人的住处不能养宠物，当你为亲人寻找护理机构时，这一点应该是个决定性因素），老年人会选择继续维持与宠物之间的纽带。

养宠物的老年人可以更好地抵抗抑郁症，更好地避免与社会隔绝的状态。养宠物可以帮助他们过上更加活跃的生活，不完全是因为他们会出去遛狗，养猫的人也同样有更高的概率参与增加生活乐趣的活动。我可没见过几只猫会出去散步。

在另一个年龄段，儿童接受牙科治疗或其他医疗程序时，如果有一只狗在场——即使不是紧挨着他们——会使他们感觉不那么痛苦。孩子们说，即使那只狗只是蜷缩在诊室角落里，也能减轻痛苦。当孩子们注射新冠疫苗时，我们也看到有治疗犬在场。

治疗动物的世界不仅仅包括狗和猫。有些人存在生理、心理、认知、社会和行为问题，比如脑瘫、发育障碍和抑郁症，甚至长期滥用药物和饮食失调，人们正在了解骑马给这些人带来的治愈力量，称为马术治疗。

我知道有很多人在宠物去世后，自己的健康状况也迅速恶化。马蒂告诉我，兽医们也观察到同样的情况。心爱的宠物可能是激励重病患者活下来的一项最重要的因素。

对于我的病人，当我问及他们的宠物时（因为我会在病历中记下病人宠物的名字），我会看到他们的焦虑有所缓解。然后他们会拿出手机，和我一起欣赏宠物的照片。

宠物会对我们的健康产生积极的影响，因为我们都需要对除了自己之外的某个事物保持关注，作为活着的目的。过于专注自我是不利于健康的。无论发生了什么，宠物都会接纳我们。一些研究表明，这种无条件的爱甚至比朋友的赞美更有用。

宠物甚至能够凭直觉感受到死亡迫近的时刻。《新英格兰医学杂志》上发表了一项关于长期护理机构住户的研究。一家疗养院里有只名叫奥斯卡的猫，奥斯卡天生具有预测死亡变化的能力。如果奥斯卡在某个病人的床上蜷缩了几天，这位病人就会去世。这是一篇同行评议论文，发表于最著名的医学期刊之一。

我们与世界上所有动物的联系如此密切，而不仅仅是宠物，我认为部分原因在于它们的情感深度。大象会哀悼，甚至哭泣。看到这里，不养宠物的人可能摇头不信，但谁能质疑宠物对你无私的爱？宠物会依赖我们，而家人也许不会。我们都知道，被需要的感觉很好。

▷ 金钱能买到的最好的药物

关于人与动物之间的联系多么密切，让我跟大家分享一个令人印象深刻的故事。几年前，我接到一位近亲打来的电话，他是一家大型医疗中心最杰出的麻醉师之一，他的专长是心血管麻醉。对于接受心脏移植的患者，他要负责做出生死攸关的决定。这一种令人心力交瘁、体力透支的工作。有些手术耗时长达 18 到 20 个小时。

他打电话给我时，很明显惊慌失措，我能听到他声音中的痛苦。他伤心欲绝，我隔着电话也能感觉到他在啜泣。我的第一反应是亲人去世或者工作中发生了悲剧，其实并非如此。他最爱的金毛犬赛迪不得不接受安乐死。赛迪是家里的一分子，一位真正的家庭成员。赛迪因为体重变轻被带去看医生。兽医怀疑存在轻度肝脏疾病，建议进行探查手术。

他心爱的宠物被麻醉后，兽医震惊地发现大部分腹腔和肝脏都被一种致命的恶性肿瘤占据。所有人一致同意，最好的办法是让赛迪接受安乐死，让它安静地解脱。

这是他一生中做出的最痛苦的决定之一。这个男人每天手里掌握着别人的生命，却因为要失去家里的狗而彻底崩溃。

下面是我和莫莉的亲身经历，也许你也经历过这种决定性的时刻。莫莉是我们心爱的拉萨犬。这只9斤重的小动物为我们带来了十足的快乐。然后命运跟我们开了个极大的玩笑。莫莉舌底患上恶性黑色素瘤，广泛扩散到肺部、肝部和大脑。我永远不会忘记那一天，我们带它去兽医那里，送它走上最后一程。它悲伤的棕色眼睛抬起来看着我们，仿佛在说："没关系，你们已经尽力了。你们为我做出了最大的努力，我知道现在该怎么办。"

送它离去之前，我们为这个决定苦恼了好几个星期。莫莉呼吸困难，显然一直感到疼痛，身体状况明显恶化，这些都是死亡即将来临的迹象。动物会成为我们灵魂的一部分，动物也会带走我们灵魂的一部分，但生活就是这样。动物也会抚慰我们的灵魂。

然后是布林克里。

几年前，圣诞节之前一周左右，有人叫我和佩吉到动物庇护所去看一只小狗，考虑要不要收养它。那是十二月里严寒刺骨的一天，大雪下到齐腰深。我们一路艰难跋涉，生活即将彻底发生变化。

收容所的人给它起名叫机会，因为它的生命中确实充满了另一个机会——一窝小金毛犬中有一只发生了意外，它的右后腿受了重伤，不得不截肢。

这双棕色的大眼睛——宽恕的眼睛，和平的眼睛，同情的眼睛——抬头看着我们。好的，交钱带走它，一切都会变得不一样。

这个小家伙，生活曾经对它很不公平，现在它却为我们带来无条件的爱、无条件的接纳、无条件的宽容。它出现在一家地方电视台上，几乎变成了电视明星，它的照片出现在妙佑国际医院网站上，附上我们关于狗狗的爱带来治愈力量的故事，它大受欢迎，也成为妙佑国际医院的明星之一。它作为一只治疗动物见了很多病人。

布林克里这个名字是怎么起的？出于某些原因，机会这个名字不适合这个小家伙，如果你看过那部很棒的电影《电子情书》（You've Got Mail），你会记得最后一幕中有只美丽的金毛犬名叫布林克里，我们被那一幕震撼。

我们的明星最近令我们心碎。它要去完成一项更紧迫的任务，在狗狗天堂的某个地方为另一些灵魂提供床边治疗。

值得记住的要点是：我们也许救了布林克里的命，而它是真正救了我们的命。它为我们带来金钱可以买到的最好的药物。

佩吉和我积极参与动物救助活动。最近我们认识了一只金毛犬史蒂维，它接触了有毒真菌之后很快失明。现在它和我们住在一起，养一只看不见的狗是个很有意思的挑战（我们不能改变家具的位置），它为我们带来很多欢乐。我们养的另一只金毛麦肯纳已成为史蒂维的私人导盲伙伴。

无论我们带史蒂维去哪里，它都会给每一个发现它看不见的人带来欢乐（和泪水）。我会等你拿起纸巾，然后我们继续关注一些有趣的事情。

笑的作用

你能在视频网站奈飞（Netflix）上找到治疗方法吗？我想可以。

诺曼·库森斯（Norman Cousins）是《星期六评论》（Saturday Review）的长期编辑和美国加州一所医学院的教员，他撰写了一本引人入胜的著作，名为《剖析患者感知的疾病：关于康复和重生的思考》（Anatomy of an Illness as Perceived by the Patient: Reflections on Healing and Regeneration）。

库森斯被诊断患有一种累及脊柱的严重关节炎，称为强直性脊柱炎。

我感觉，医生对库森斯病情的预后相当糟糕。他意识到，欢笑在他自己的生活中有着巨大的价值，能够让这种绝望的情况朝着更积极的方向发展。他花了很多时间欣赏喜剧电影《三个臭皮匠》（*Three Stooges*），科雷、摩尔、拉里的一些古怪滑稽的动作使他像十几岁的孩子一样兴致勃勃放声大笑。库森斯表示，他之所以能康复，至少部分原因在于他面对这种情况能够坦然接受、顺其自然。

为什么幽默的力量如此强大？大脑深处分泌的某种分子或大脑化学物质（内啡肽）会引发安慰剂效应。在承受压力期间，例如参加马拉松（跑步者高潮）或者遇到车祸，血液中这种分子会达到较高水平。这些激素令人产生一种幸福愉悦的感觉，可能有助于增强免疫系统。

要让喜剧演员成为医疗团队中的一员吗？这显然不合适。然而，社会科学和心理学的新兴研究告诉我们，轻松快乐的感觉不仅会让我们接受生命中的无奈，也会强调护理者人性的一面。幽默也会让我们意识到，某种意义上我们所有人都是病人。我们只是处于旅途中的不同位置。

帕奇·亚当斯（Patch Adams）是美国西弗吉尼亚州一位出色的医生，他认识到幽默具有不可思议的治愈力量。他能够接受药物对于某些病人相对无效。他会通过幽默来治疗，幽默有着无限的治愈力量。看看电影《妙手情真》（*Patch Adams*），你会明白我的意思。

我的平静处方

在面对各种令人恐惧的疾病时，根据我的经验，每个病人都希望与医生建立起一种纽带或联系。如果一位医生能认识到病人的人性，也能认识到自己的人性，那他在临床上有着独特的天赋。

随着医生和病人及其家属相处越来越自然，越来越了解彼此，他们之间会建立起一种古怪又奇妙的纽带。在我看来，这完全不同于其他任何医学专业中因为情感影响产生的依恋。病人在这些脆弱的时间中与我们一起度过很多轻松愉快的时刻。智能手机和平板电脑突然消失，病人专注于眼前的每一天，能够看到生活中一些荒谬的事情。

一位中年农民因为晚期癌症陷入垂危状态。他生病之前一直在与屋顶承包商商讨怎样更换农舍的屋顶木板。他最终选择的承包商向他保证，50年之内不需要再更换任何一块木板。病人带着一种讽刺的幽默感讲完了这个故事，"见鬼，医生，我连50天的时间都没有，更别说50年了，但屋顶木板这笔生意我做得还不错"。

还有另一个感人的故事。一位晚期乳腺癌的女病人正逐渐走向死亡。复诊时，她忠实的丈夫一直陪在她身边。很明显，癌症正在发展；我们能做的选择有限。

病人狡黠地笑着问我："医生，我还有多长时间？"我问病人，为什么这一点对她来说很重要，然后我听到她回答说："因为我时间有限，我要把他的信用卡刷爆，这样就没钱能留给他的下一任妻子。"我们都知道他们深爱着彼此，在这段艰难的时刻一起开怀大笑。

我们都是病人，我们只是处于旅途中的不同位置。我们作为医生当然可以理解病人需要去找替代疗法从业者，但我迫切希望你们在寻求健康、和平与宁静的过程中认清现实。

第 *13* 章

关键在于态度：生存与长寿的心理学

关于身体疾病的一些旧观念——没有考虑到情感、精神和心理社会因素对于人类疾病深远重要的影响。

我几乎每天都会在诊所里看到与医学教科书中的描述不太一致的病人。我的意思是，根据病理学报告、CT 扫描、PET 扫描或者我们在手术中观察到的情况，这些病人的预后应该很糟糕，但他们之后的状况却出奇地好。

为了寻找他们生存的秘密，我们采集血样，寻找免疫学模式。我们对他们的激素进行各种测试，但我们在实验室研究中并没有发现统一的模式。当然没有，他们康复的答案并不在这个领域。这些病人似乎都有一些共同特征。

最重要的是：面对任何诊断结果都能活下来

我回顾了全世界很多关于长期生存者的医学文献，长期生存者基本都会涉及三个主题：

· **信仰**。我指的是个人参与到某种信仰体系中——在很多情况下以宗教信仰为基础，但这一点不是必需的。

· **灵性**。这个术语有很多定义，但我们很多人关注的是对于生命终极目的的疑问：我们为什么会存在？这一切是为了什么？我们试图在混乱无秩序的海洋中寻找意义、目的和凝聚力。

· **归属感**。你认识那样的人，他们是你的父母、邻居、同事，我希望其中也包括你自己。这些人一般会与配偶、伴侣或宠物建立起长期的、有意义的、成年人之间的关系，或者成为某个集体中的一员，这在危机时期可以为他们带来支持和鼓励。他们的生活有意义、有目的。一些孤独的个体，无法自主的"坏脾气的老家伙"，在面对逆境时往往表现不佳，也很少有人愿意陪伴他们。

▷ 我们可以从长期生存者那里学到什么？

我曾有幸在一家医院的肿瘤科担任主治医师，我的很多亲身经历证实了一些历史悠久、切实可信的真理。

让我先介绍一下背景情况。肿瘤病房住了 25 到 30 名病人，其中大多数患有晚期恶性肿瘤，其中一些人住院是为了评估和处理癌症治疗方法引起的并发症，包括恶心、呕吐、疼痛，以及各种痛苦折磨。

幸运的是，其中很多症状可以通过积极应对得到控制，让病人能够相对舒适和有尊严地度过余生。我在医院查房和探访这些患者及其家属时，观察到一些值得注意的情况：

·在病床旁边的床头柜上，我没有见过股票投资组合、成就证书，或者作为公司忠诚优秀的士兵得到认可的证明。我看到的是孩子、孙辈和宠物的照片，结婚照，还有宗教信仰用品，比如圣经、念珠和相关装饰品。

·我与这些病人讨论时，从未关注成就、功绩或财富。我们的讨论几乎总是集中于错过的机会、遗憾、悔恨，以及"如果我有更多的时间，我会做什么"。

·我听到很多患者及其家属灵魂深处的痛苦，本来可以怎样、他们本来可以有多好、生活会有多么不同，以及他们要怎样度过余下的时间。

·我们每个人都需要计划、项目和提案才能促使我们在周一早上起床。当你患上疾病，面临生命的终结时，薪水就变得无关紧要了。我们需要有所贡献，我们需要感觉自己是更伟大的善意的一部分，最终，我们需要记住，我们每个人都有天赋也有能力让这个世界变得比现在更友善、更仁慈、更美好一点。

这些病人是谁——这些日常生活中的英雄是谁？他们随处可见。他们就是普罗大众，他们面对生活的不公平仍然继续努力，继续躲避从贫穷、酗酒、虐待关系和坏运气的枪管中射出的子弹。

·年轻的单亲妈妈在工厂做倒班工作。
·中年家庭主妇默默忍受离婚和争夺监护权带来的痛苦。
·这位经验丰富的高管被一位比他儿子还年轻的 MBA 领导打入冷宫，想要摆脱这种境况只能拿着金表退休（实际上是镀金的表）、遭遇心脏病发作或者被迫提前退休。

然而，像他们这样的人仍然每天披上战袍，咬牙坚持下去，希望过上有意义、有价值的生活。现在，危及生命的重病或重伤令他们雪上加霜。一切就此停止？还是说他们会继续前进、披上战袍、全力以赴？

一些长期生存者经历过可怕的疾病、重伤或事故，我们可以从他们身上学到什么？很多。

频繁咳嗽且久治不愈，原因不明的消化不良伴随体重减轻，心脏病发作，中风，导致昏迷的脑损伤，无痛肿块——每一种都可能成为一趟恐惧之旅的开头。这些是每一位病人的噩梦："很抱歉告诉你，你得了癌症。""你父亲中风，他在康复方面有很长的路要走，可能永远都无法恢复说话的能力。""你患有多发性硬化症。""你儿子遇到一场严重车祸，伤到了大脑。"曾经，对于很多病人来说，这种通知意味着明明白白的世界末日。

但如今已经不是那样了。

患病和受伤的病人比以往任何时候活得都长，仅仅几十年前，这些伤病还可能导致他们的父母或祖父母早逝。长期治愈和医疗奇迹的比例不断增加，而对于无法治愈的病人，围绕症状管理以及疾病和治疗引起的并发症，治疗也取得了重大进展。

▷ 两个病人的故事

日期：12 月 12 日。地点：癌症病房 4162。相邻两张病床上的两位病人诊断结果是一样的，他们都患上了晚期胰腺癌，已经扩散到肝脏。胰腺癌是进袭性最强、最致命的癌症之一。在这种情况下，平均生存时间只有短短几个月。

每一位病人都被告知术后需要恢复，并预约了出院一个月之后进行随访。一位病人来复诊时，看起来奇迹般地好转了，虽然癌症略有发展。而另一位病人的病情明显恶化，极度虚弱，体重减轻，生活质量下降。

这两位病人的情况有何区别？正是这类问题使医学如此令人着迷。

我问那位明显好转的病人，他做了什么控制住癌症这只怪物。下面是他的对策。他在出院时向医疗服务提供者提出以下问题和要求:"作为病人,我能做些什么?我的家人能做些什么,帮助我在面对这种癌症时尽可能多争取几个月时间?我想要参与进来,我想要负起责任,我不想只是听听建议、呆坐不动。"

以这种态度为基础,病人在理疗师的指导下制订了积极恰当的计划,包括拉伸、合理锻炼和散步。他也征求注册营养师的意见,了解要吃什么和不要吃什么,以及营养方面的一般原则。

对他来说时间正在一分一秒流逝,他在清单上列出如今真正重要的事情。他卸下一些社区委员会的职责,委婉谢绝了一些工作任务。他只关注一两项对他来说最重要的活动,比如扶轮社和每周的扑克比赛。

他亲自了解这种疾病的预期自然史,清楚地认识到治疗的局限性和可能产生的副作用。

另一方面,那位在生死线上挣扎的病人是怎么回事?他做了什么?这位病人没有做上述任何一件事情。他有一种"美国西部开拓者"的坚忍心态,认为自己可以独自应对一切,就像《独行侠》(*Lone Ranger*)里的唐托一样。他与家人和朋友隔绝,没有列出优先事项。他就只是默默接受了自己听到的诊断结果。

我们需要现实一点,晚期疾病不可能只靠快乐的想法就自行消失,跑去买彩票而不做出退休计划也不是一种明智的做法,但你可以把精力集中在生活的心理、精神和社会维度上,在患上重病时让自己有更大的机会多争取几周或几个月时间的高质量生活。

在秋季的犹太圣洁日之前,犹太男性的死亡率有所下降,而在这些庆祝活动之后死亡率会出现预料之内的增长。为什么?也许一些重病患者体内增加生活乐趣的荷尔蒙激增,或者被人劝吃劝喝,这些都可能成为影响因素。针对中秋节期间的亚洲妇女进行的研究,也观察到同样的结果。

▷ 打开关键的钥匙

在英国卷入第二次世界大战的黑暗时期，温斯顿·丘吉尔（Winston Churchill）用鼓舞人心的话让英国人民振作起来，这段话对于我们在本书中讨论的问题来说也非常恰如其分："绝不放弃，绝不放弃，绝对、绝对、绝对不放弃……"。

丘吉尔激发了英国人民的精神力量，帮助他们坚持与纳粹德国进行英勇的战斗。很多教练在本队落后的情况下会在中场休息时应用这种方法。有些时候这种方法能起到作用，但我怀疑大多数时候，这类演讲对于体育比赛几乎没什么影响。现在，让我们把注意力转向一种有趣的医学现象。

在如今对抗癌症的战争中，有一种常见做法是为一组病人提供某种治疗方法，比如免疫疗法，以确定这种疗法对于这些个体的效果。整体而言，我们希望至少约 20% 的病人能够从中获益。在这种情况下，医学界会鼓励向更多病人开放这种治疗方法。这种做法称为临床试验。

评估抗癌疗法对于数百名病人的效果，会使我们对于这种疗法的最终价值抱有期待。然而，有时人们没有意识到硬币的另一面：并不是每一位病人都能从中获益。这些勇敢的灵魂参与临床试验时抱着极大的期待和希望。

根据我的记忆，医学界或手术界几乎每一项重大发展，都来源于某一位医生治疗某一位病人时观察到的情况。那个人的好奇心激发出更多的研究，为一些重大发展铺平了道路，青霉素就是一个很好的例子。亚历山大·弗莱明爵士不小心把一些发霉的面包掉进细菌的培养皿中。万万没想到，细菌被杀死，青霉素被发现。这些观察结果创造了历史。

现在让我介绍一个有趣的家伙。这位四十多岁的男性病人来做定期体检，整体而言他感觉良好。令他的体检医生感到担忧的是，他的直肠区域有个肿块，活检证实了那是癌症。

病人接受了腹部 CT 扫描，肿瘤已经扩散到肝脏和主动脉周围的淋巴结链。在大多数情况下，这样的病情会令人感到悲伤绝望。病人以及为他带来很大支持的妻子，决定接受研究性化疗的临床试验，但这种治疗没有效果。他不属于那一小群能够从试验药物中获益的病人。

随着疾病不断发展，病人打算接受现有的化疗，这种惯例的治疗方法几乎没可能带来帮助。治疗持续了一个夏天，预计病人无法存活。哦，那是我们的预计。

令我们感到惊讶的是，到了冬天，维京人球队在美国职业橄榄球大联盟（NFL）季后赛中获胜之后不久，病人打来了预约电话！我们都很惊讶也很高兴，他还活着。病人和他的妻子希望再做一些扫描，我们发现癌症有所缓解，仍然存在，但没有扩散。他的体检结果也证实了几乎没有明显的癌症迹象。

那么，我们要如何看待这一观察结果？这是个奇迹吗？抑或只是运气好？这和行星的排列有关系吗？显然，这些解释中随便哪个或者全部加在一块都可以，不过这位先生确实有着癌症长期生存者的一些特点——与他忠诚的妻子之间的联结，这是他活下去的理由。

目前来说，我们还无法对生存者进行脑电波测试。我们也无法对思想进行 MRI 扫描（对大脑可以，对思想不行），或者通过精神评估概况预测哪些人会表现得比较好。但我确实认为，在面临严重问题时，值得认真考虑温斯顿·丘吉尔的话（"绝不放弃"）。我们必须接受严酷的现实，这些例外情况是罕见的，但在历史上某个时刻，这些病人也许会为我们带来打开关键的钥匙，帮助我们真正理解为什么有些人比其他人表现更好。

根据我和很多同事的临床经验，我们不能忽视或抛弃思想和身体之间的联系。我无法否认我自己对于癌症长期生存者（也包括任何其他危及生命的疾病的生存者）的一些研究总结，还有研究结果表明，悲观主义者的寿命比乐观主义者短 19%。

那么这一切意味着什么呢？这意味着传统医学并不是万能的，也意味着各种应对技能（包括灵性，以及集体意识和归属感），必须成为综合性疾病治疗计划的一部分，才能让病人战胜疾病的可能性更大。

传统上，医学和宗教是联系在一起的。在公元前 12 世纪到公元前 9 世纪的黑暗时代，大多数医生都是神职人员。到了中世纪，教会仍然拥有对于医学实践的最终权威，可以颁发行医"执照"。

造成这种关系的原因之一在于，当时人们明显缺乏生理学和生物学知识。到了 19 世纪，随着病理生理学的进步，出现了一种物理—生物医学模型。这引起了所谓的启蒙运动，疾病不再意味着惩罚或道德缺陷。人们尝试以生化或病理生理机制为基础解释几乎所有的人类疾病。

换而言之，感染肺结核的人会死于这种传染病，心脏病发作和冠状动脉阻塞的患者会死于这些疾病。但我们现在了解到，并不是所有肺结核患者都会死亡，也并不是所有心脏病发作的患者都会死亡，所以肯定还有其他情感和心理因素可以解释这些发现。

关于身体疾病的一些旧观念，它们没有考虑到情感、精神和社会心理因素对于人类疾病的深远重要影响。如今的医学界认识到，显然绝大多数病人的身心失调更多的是与情绪问题而非身体疾病有关。

威廉·J. 梅奥（William J. Mayo）博士于 1931 年明确提出这一基本概念，他写道："（医学界的）失败在于无法灵活认识和处理身体患病者的情绪不稳定问题……这个问题会像实实在在的身体原因一样导致难以忍受的痛苦。"

我们就此提出一个问题：情绪和精神因素对于疾病会产生怎样的影响？

帮助你面对任何诊断结果都能活下来——我的十诫

1. **理性乐观**。看到杯子满的那一半而不是空的那一半。面对疾病时，乐观主义者比悲观主义者处理得更好。

2. **掌握知识**。在可信的网站上研究一下你的身体状况，对于你的病情的自然史有一定了解。

3. **互相尊重**。承认医学是一门科学也是一门艺术。与你的医疗服务提供者站在对立面没有什么好处，我们都是为了一个共同的目标：病人的幸福。

4. **培养你的支持系统**。亲朋好友组成的良好支持系统会尊重你的愿望，而不是他们自己的想法。让这些人留在你身边，远离其余人。

5. **拥抱每一刻**。专注于今天，而非想着也许永远不会到来的未来并侃侃而谈。

6. **保持健康**。注意你的血压、体重、胆固醇、身体活动水平，以及其他健康因素，即使你正面对可怕的疾病。

7. **了解你的药物**。要知道每一种药物的服用剂量和时间，以及为什么要服用。

8. **让医疗团队了解最新情况**。你出于任何原因前去就诊的每一位医生都需要了解你的身体状况。在很多医院看了很多医生可能成为灾难的导火索，除非你让每个人都了解你的最新状况。

9. **以书面形式记下你的愿望**。讨论一下预立遗嘱和生前预嘱。针对你的医疗相关事务，指定一位医疗保健代理人，（在你无法开口时）代替你发言，确保每个需要知道这一信息的人都持有一份文件副本。

10. **保持适当的精神状态**。成功对抗疾病的病人，在面对混乱时往往会在内心中寻找生活的意义和目的。他们在这种艰难时期能够找到和平与安宁的精神支柱。

心—身—灵的联系

我们肿瘤学家在癌症的免疫学、影像学和治疗方法等方面取得了出色的进展，但仍然有一种担忧萦绕于我们心头，这一揽子治疗方案中缺少了某些东西。如今有很多书籍促使我们关注心—身—灵的联系。本书将讨论重病患者可以怎样应用这一概念来提高生活质量，甚至一直活下去。

20 世纪 80 年代中期，伯尼·西格尔（Bernie Siegel）的著作《爱、医学和奇迹：从外科医生面对特殊病人的经历中学到自我治愈的经验》（*Love, Medicine, and Miracles: Lessons Learned About Self-Healing from a Surgeon's Experience with Exceptional Patients*）出现在整个美国的医院病房里。这是一本重要的著作，因为其中讨论了病人可以怎样参与到癌症治疗中。他提倡加强责任感，鼓励病人积极参与、做出治疗决定。适当地鼓励病人质疑医疗机构本身，建议病人不要只作为被动的参与者，被医疗技术的舰队裹挟。

后来，这些积极的信息被扭曲。一些人声称"抗争者"——坚决要求医生施以替代疗法的病人——和"乐观主义者"的病情会得到缓解。

这种被误导的理念在每一位病人的肩膀上增加了可怕的负担。我在自己治疗的癌症患者身上看到了这一点，我怀疑其他医学领域的专科医生也一样。

简单来说，错误的信息会传达：因为你要对自己的健康和幸福负起责任，因为态度对于你的健康来说很重要，那么如果癌症发展或者治疗无效，显然就意味着你不够努力。如果癌症发展，在一定程度上是你的错。**这完全不是真的。**

另一本拉里·杜希（Larry Dossey）的著作《意义与医学：一位医生突破和治愈的故事带来的经验教训》（*Meaning & Medicine: Lessons from a Doctor's Tales of Breakthrough and Healing*）中，强调了思想、情感和意义

对于健康和疾病的重要性，尤其是对于癌症。杜希医生的观点是病人的想法会对健康产生重要影响。换句话说，存在因果关系。一些章节的标题为"信念的力量""远距离治疗"和"内在的无形力量"，其中提出了我们目前的科学研究方法还无法回答的一些有趣的医学问题。

在杜希医生的著作和其他书籍中，病人作为当事人发言，医生讲述他们对于众多病人的观察结果——在某种意义上暗示态度和性格可以带来身体上的治愈和奇迹。这样再一次把责任完全归咎于病人自己，**我认为这是一种危险的想法**。

有一点是我们可以由此感谢这些书籍的。它们帮助人们意识到病人有责任与医疗服务提供者积极合作，但是让病人来承担对于自身健康的责任，而忽视癌症和其他疾病也是生物过程这一事实——而且是病人无法控制的过程——这些书籍会带来负面影响。

▷ 科学证据在哪里？

最近，类似书籍的作者不再那么依赖于某个具体病人的故事，而是进行可信的研究，客观记录心—身—灵联系的价值。《惊人的痊愈：出色的治疗告诉我们如何恢复和保持健康》（*Remarkable Recovery: What Extraordinary Healings Tell Us About Getting Well and Staying Well*）一书作者卡莱尔·赫什伯格（Caryle Hirshberg）提出了以下问题：

· 当你面对改变人生的疾病时，你可以做些什么来改善这种疾病的自然史？

· 你是否可以改变某些行为，从而提高生活质量，也许还能延长寿命？

作者与长期生存者谈话，试图找出这些令人惊讶的病人有何特征，然后发现了一些共同的线索：

· 长期生存者似乎会通过祈祷或冥想达到某种精神层面。

· 长期生存者有一种根深蒂固的信念，认为情况总会好起来的。

· 长期生存者与配偶、生活伴侣或集体保持联系。事实上，有些人的婚姻持续了 30 年以上。

这些特征并不是生存方案或保证，但它们说明长期生存者并非仅仅是"幸运儿"。同时也告诉我，一些因素会影响癌症或其他危及生命的疾病的结果，而这些因素是可以调整的。

事实证明，婚姻对心脏有好处。根据美国罗切斯特大学的一项研究，接受过冠状动脉搭桥手术的心脏病患者，15 年后已婚者的存活率是未婚者的 3 倍，原因可能在于人际关系带来的支持。

那么，这意味着什么？这意味着一些患上可怕疾病的病人会表现得非常好。我们还没有具体调查他们的性格，但我们知道与社会隔绝是影响死亡率的一个重要因素。一项又一项研究表明，有集体意识和归属感的人要比边缘化、无法自主和被孤立的人表现更好。我们必须记住，虽然生物学因素是命中注定的，但癌症的病理学是预后的主要驱动因素。我们可以修正生活中的一些事情来提高生活质量。我们可以重新整理手中的牌，让自己获胜的概率变大。

归属感：社会支持的重要性

让我们更深入地研究一下归属感在生活中意味着什么。医学博士大卫·斯皮格尔（David Spiegel）是美国斯坦福市的一位精神科医生，也是《超越极限的生活：面对危及生命的疾病，新的希望和帮助》（*Living Beyond Limits: New Hope and Help for Facing Life-Threatening Illness*）一书的作者。他将一群患有晚期乳腺癌的女性分为两组：其中一半人每周见面，并加入一个支持团体；另一半人没有加入支持团体。研究结果令人震惊。

就生存率而言，每周得到支持的女性要比只靠自己的人强得多。这项研究引起了人们极大的兴趣，但也有人抱有怀疑态度。斯皮格尔医生完全承认试验中存在一些统计缺陷，并且没有验证性研究发表，从而评审委员会目前仍不清楚支持小组对于延长癌症患者生存期的价值。但毫无疑问，在适当的情况下，这些支持小组可以帮助病人对自己负起责任并提高生活质量。

我一般会询问这些令人惊讶的病人，他们面对这种生存可能性几近于无的情况，为什么能活下来。病人的反应基本在预料之内。首先，有些困惑和尴尬的笑容。然后，病人一般会开个玩笑或自嘲一下："哦，我不知道。我想我太刻薄了或者太令人讨厌了，没法离开这个地球。"

然后他们会告诉我故事余下的部分。在几乎所有的情况下，都有一段关系、一个人或一只宠物激发出病人的动力，面对生存可能性几近于无的情况仍然会努力前行。一个刚出生的孙子，现在已成为家里一分子的马匹，或者重新联系上失散已久的兄弟姐妹，我们反复听到这类故事。

有趣的是，这些病人中没有谁的动力是增加投资、从 401（k）养老计划中拿到更多钱，或者提升资产净值，这些都属于无关紧要的琐事。人际关系和归属感才是这些病人生活中的共同点。

这是一项科学研究吗？当然不是，但我们需要认识到，几乎每一项医学进展都来源于某一位有求知欲的临床医生见到某一位令人惊讶的病人，然后询问、疑惑、寻找真相——那个病人为什么如此特殊的科学真相。

我对于归属感的力量并不感到惊讶。朋友们能说服病人正确饮食、定期锻炼、遵循医嘱。虽然另一些人认为抗争者和乐观主义者面对癌症表现最好，但也许只是因为这些人拥有社会支持系统，在他们面对压力时起到缓冲作用，帮助他们应对医疗护理。他们的态度可能与疾病无关，而是与在艰难时期寻求朋友的支持有着很大关系。

　　我在一个名为"治愈时间"（atimetohealfoundation.org）的卓有成效的项目中担任顾问。两位出色的女士为有需求的癌症幸存者制订了12周的康复计划。她们的理由是：心脏病发作的病人会接受心脏康复治疗，那为什么癌症患者不能在手术、化疗、放疗或其他治疗之后接受某种形式的康复治疗？她们发现，医疗系统结束治疗后，癌症患者会感到孤独无助。

　　斯蒂芬妮·科尔斯基（Stephanie Koraleski）博士（一位癌症心理治疗师）和凯·瑞安（Kay Ryan）（一位护士，并且她本人也是一名癌症幸存者）每周为癌症幸存者举办研讨会，主题围绕灵性、营养、恢复力、对于癌症复发的恐惧、癌症在生理方面的影响、药物和膳食补充剂、性活动、人际关系，以及温和的运动。在过去十年中，在一个又一个小组里，根据研讨会之前和之后的评估，统计结果很明显：参与者对自己的生活感到更满意、对生活质量的评价更高，并且在小组中找到了归属感。

　　尽管这些研讨会目的在于提供信息，而非作为支持小组，但小组中15到20名参与者彼此之间会保持紧密联系，互相提供支持，并且往往会在12周结束之后继续组织非正式会面。这个项目已经扩展到美国好几个州和城市。

　　这个创新项目只是应用了心理学家一直都知道的事情：人类精神对于归属感的需要。

▷ 辩论仍在继续

　　社会学家很久之前就认识到，人类作为一个物种能够存活下来，是因为我们会一起组成小型群体和部落，与敌人作战，让自己保持温暖和干燥，并且养育我们的后代。针对整个群体进行的研究不断取得一些相当有趣的观察结果：

　　·缺乏社交关系的人死亡风险更高。

· 结婚对你的健康有好处。

· 配偶去世对你的健康不利，尤其是男性。

社会关系为什么会影响你是健康还是早逝，具体原因目前尚不清楚。但我们可以推测一下，社会关系很可能从以下两个角度对健康产生影响：提升生活的意义和目的从而改善健康，或者养成积极的生活习惯，包括睡眠、营养和锻炼各方面。

让我来举个例子。在一次久别重逢的家庭聚会上，我们有一位亲人看起来不太好，我们几人建议他去做个检查。评估发现了潜在的严重问题，随即进行治疗，我们这位亲人很快就能完全康复。如果他是独自一人的话，结果可能没有这么好。

我的另一位朋友在一次家庭庆祝会上发现她姐夫耳朵上有一颗看起来很奇怪的痣。她问这是不是新长出来的，他说是最近才出现的。他喜欢骑自行车，经常不涂防晒霜也不戴帽子就出去骑车。他完全没在意这个黑纽扣一样的瘤子，但她建议他找个皮肤病医生看看。检查结果是黑色素瘤，接受手术后，预计他的恢复情况很不错。如今，他会建议所有人使用防晒霜。如果没有去检查那个瘤子，谁知道结果会怎样。

那么，如果病人首次诊断出危及生命的疾病，他们应该怎样做？如果感觉自己与社会隔绝，他是否应该跑出去试着召集所有的朋友？她是否应该在同学聚会上重续昔日友谊，希望他们之中有人能一直陪在她身边，引领她度过这段治疗和康复的时期？

匿名戒酒协会（Alcoholics Anonymous）是支持团体的经典模式之一。对于很多存在化学物质依赖问题的男性和女性来说，这是一种可以拯救生命的干预措施。这种模式已经扩展到几乎所有影响人类的小毛病的改善上。

支持小组适合你吗？这完全是个因人而异的决定。根据经验，处于化学依赖状态的人会被建议参加四到六次研讨会，了解和感受一下这个项目。如果你感觉一个疾病支持团体不错，很适合你，你可以迅速做出决定。如果你要把自己的情况与另一个案例进行比较，必须谨慎小心，因为每个人需要的处理方式都不一样。

关于支持系统是否有助于延长寿命，目前尚无定论，但这些项目在大多数情况下都能取得成功，充分说明了我们不能忽视生活质量、集体意识和归属感。

希望和内疚

几年前，巴里·卡西尔（Barrie Cassileth）博士的研究结果发表于《新英格兰医学杂志》。她探讨了临终病人的态度和性格带来的影响。这篇论文认为态度不会产生任何影响，这与《英国医学杂志》上的另一项研究结果一致，那项研究的标题是：《积极的心态不会影响癌症生存情况》。

在普遍认为态度与疾病有关的情况下，我们要怎样将这些发现融入其中？

也许可以打个比方：如果你被一辆公共汽车或一群水牛碾过，态度和性格很可能完全不会影响你的生存情况，因为你的身体受到的伤害是完全无法抵抗的，你无法做出反应。

另一方面，如果你的伤情是在滑雪时扭伤了膝盖，或者你被诊断为癌症，而你的心理防御非常顽强，那么按理你可以利用各种资源更好地应对疾病或伤情。不过我们需要认识到，我们天生就需要集体行动和集体生活。与牛群隔离的小牛能够长到成年的概率很低。

恢复出色的病人可以更好地说明这一点：

·一位美国中西部农民切除了嘴唇上一处皮肤癌，肺部还有多个斑点。当地医院认为他预后不佳。我告诉他有哪些选择和替代方案，他告诉我这些选择真正为他带来的是什么：希望。他解释说，这就好像给了他一种缓刑的可能性。在那时，一切都变得色彩鲜艳、晶莹剔透。碧空如洗，百花争艳，所有的东西都带着绚丽的色彩，几乎是视觉、触觉和嗅觉的三维盛宴。他告诉我他有一种内疚的感觉，他自己幸免于难，而其他遇到类似情况的好人却死于晚期癌症。

·另一位中年男性诊断出患有侵袭性的恶性黑色素瘤——最早发现的是他的理发师。病人在20世纪80年代中期来找我看病，接受了适当的手术。在显微镜下观察，癌症的情况很不妙，会在几个月之内夺去他的生命。很多年过去了，病人在经济上和职业上都发展得不错，但他始终有种萦绕不去的烦恼，他的存在为了某种更伟大的贡献、更伟大的目的，但他还不清楚那究竟是什么。

·一所著名大学里的一位杰出研究员，是一个非常狭窄的科学领域中最顶尖的国际学术巨星之一。20世纪80年代早期，这位研究员患上与皮肤病变相关的癌症，并转移到了骨髓。她接受了一个试验性的治疗方案：参与试验的20名患者中有19人死去，而她后来又活了26年。为什么？病人已经习惯了面对挑战，也需要面对挑战，才能在严格的学术环境中生存下来。这种性格在面对疾病时会为她带来很大的帮助。她是那种如果被遗弃在荒岛上毫无目标地生活就会日渐枯萎的人。

·一位可爱的年轻母亲出现鼻充血的问题。经过详细评估发现，一种进袭性、高级别、引起疼痛的癌症发生在她的颅底。癌症无法切除，并且已经扩散到肺部。这个病人在将近30年之后仍然活着。同样，归属感和目的感——以及年幼的孩子需要她的存在——显然是这些因素使得她能够在其他人死亡的情况下存活下来。

·20世纪80年代中期，一名来自农村地区的工人因为腹痛来找我看病。他接受了一次探查手术，我们最好的腹部外科医生在手术中发现了一个棒球大小的肿块，以及多个恶性周边肿瘤，癌症包裹了肠道。病人通过手术尽可能切除扩散的癌症，但人们清楚地认识到，他体内肯定仍然有肿瘤存在，他的存活时间也不会超过几个月。他同样恢复得很好，继续活了很多年。当人们询问原因时，病人表示："不知为什么，我就是知道我能打败这东西。"过于天真？不，我并不这么认为。这更像是一种信念和信心，相信有某种高等力量或者宇宙力量在保护他。

上面每一个病人的故事都发人深省，令我们认识到人类精神的韧性。心理学家马丁·塞利格曼（Martin Seligman）博士撰写了大量关于习得性乐观的文章。生活中的乐观主义者认为挫折和灾难都是暂时的，属于某一次具体情况，比如一次破产——不要推断人生中所有的事情都会遇到挫折。他的观点很有道理，正适用于这些病人。

当一个人面对难以承受的诊断结果时，免疫系统、灵魂、认知功能或更高等的功能都会停止运作。有些人永远无法摆脱这种恐惧，他们的抑郁情绪与免疫功能的受损互相影响。他们会因病去世。而乐观主义者有着克服逆境的内在心态和内在驱动力。乐观是一种可习得的态度。这不一定是完全由基因决定的"既成事实"。

那么，我们要怎样解释这种现象：有些病人积极主动，拥有稳固的社会支持系统，也有充分的理由想要活下去，但他们仍然因病去世？这种情况下有何解释？

我想，我们目前还不清楚为什么有些人会发生这种情况，这反映了我们对于身心联系的细节缺乏了解，也说明有必要进一步研究这个领域。但我们不能忽视越来越多的患者其存活时间远远长于根据他们的手术和病理报告做出的预测。

如今，在动物肿瘤试验中发现了一些令人关注的线索。无论是啮齿类动物、灵长类动物，还是犬科动物，如果通过试验装置给予电击，同时让它们可以控制电击，逃离有害环境，这些动物会表现出状态良好。然而，如果动物无休止地承受自己无法控制的压力，它们的免疫系统会明显恶化。当这些动物出现肿瘤时，它们的存活率会大大降低。

这意味着压力与免疫系统存在关联——也就是与生存存在关联。如果曲解了这些在实验动物身上进行的研究会很危险，因为我们肯定不是小白鼠，但这也许展现了拼图上的一小块。随着我们继续调查研究，也许就能更准确地了解身心联系。

四大问题

是什么赋予你生命持续下去的意义？

人生的目的是什么？

是什么在周一早晨促使你起床？

什么会为你带来快乐？

怎样帮助身患重病的人

约翰·多恩（John Donne）说："没有人是一座孤岛。"他的意思是，我们每个人都是集体的一部分。我们是一般意义上的家庭中的一分子。在当今时代，家人可能由血缘关系决定，比如兄弟姐妹和父母，但也有很多人属于一个非血缘关系的家庭或集体。这对病人来说意味着什么？

从远古时代起，我们就要靠成群结队地生活才能生存下去。离群走失的生物很少能独自生存。同样，古代经文告诉我们，如果一个人跌倒了，而没有人去扶他，他就会死去。

我们的医院里每天都在上演精彩的戏剧。在大多数情况下，病人有家人陪伴。一般来说，支持系统是一笔宝贵的财富，但如果是在重症加强护理病房（ICU）隔离的新冠肺炎病人，支持系统只能妥协。家人不能探病，使用视频通话软件的感觉完全不同于握着病情垂危或挣扎求生的亲人的手。

家人可以为病人带来极大的支持和安慰，但家人也可能起到负面作用。让我们来看看，家人可以做些什么来支持和鼓励病人走过他们一生的旅程。

·**在场。**这指的是，你只要出现就好。但你可能会说，"我不知道要说什么"，"我不知道怎么才能帮得上忙"。你什么都不用做，只要出现、在场、了解这个人的病情，这些简单的行为就能对精神和灵魂产生奇迹般的效果。询问病人与医疗团队见面时是否希望你在场。有些人会紧密保护自己的隐私，就像孩子牢牢抓住最喜欢的泰迪熊一样；另一些人则希望有其他人一起听听医生和护士说了什么。如果病人请你离开，不要争执，安静地离开就好。如果病人请你留下来，稍后介绍一下你从医疗团队那里听到的内容。措辞简洁明了，不要添枝加叶，告诉病人你怎样理解之前所说的内容。

·**要认识到你不是病人。**你自己在这种混乱时期希望怎样做，可能并不适用于这位病人。如果你本人不在战壕里，也不在最前线，要当个英雄很容易。病人在很多个不眠之夜里被恶心和疼痛折磨，身处这个位置很难做出完美的治疗决定，所以要尊重病人的感受。

·**知道什么时候应该出现，什么时候应该离开。**病人会感到疲倦，身体会不舒服。询问病人最好在什么时候去探望他们。要理解，与疾病或伤痛作斗争是一件令人精疲力尽的事情，为了来访者努力保持生硬的笑容和快乐的面孔，需要耗费大量精力。如果病人不愿像平时一样闲聊关于足球赛季、天气和市长竞选的事情，不要感觉气馁或者受到冒犯。在面对疾病的紧要关头，这些闲谈都变成微不足道的事情。关注点应该放在病人身上，而不是你或其他来访者身上。

·**询问病人你可以给他们带些什么。**他们喜欢的杂志、书籍或视频，会成为远比小药片更重要的药物。永远不要忘记一张卡片、一封关怀体贴的电子邮件、一束鲜花或者一盘自制千层面能够带来的力量和能量。一盒饼干可以抚慰一个人的胃，温暖一个人的灵魂。

·**长期陪伴**。要确保病人知道，无论面对好消息还是坏消息，你都会在场。随着旅程展开，祝福者们会逐渐悄然消失。有时，在病人最需要支持的时候，一大群朋友已经只剩下一小部分。在情况变得艰难的时候，你要成为还在场的那个人。

我的生存处方

在我的医疗生涯中，我有幸与成千上万的病人交流，其中一些尤其令人难忘。虽然所有人都很勇敢，但有些人特别勇敢。

你在本书前言中已经认识了克里斯。我第一次见到这个年轻人时是在20世纪90年代初。他的淋巴结检查结果呈阳性，腋下出现恶性黑色素瘤。当时，生存概率为零，但他至今仍然活得很好。他的家庭，尤其是他的孩子，无疑对他的生存起到了很大作用。

三十年前，对于克里斯的病情尚不存在经证实的疗法，实验性疗法看起来也并不乐观。与他和他的家人进行了考虑周详的讨论之后，我们一致同意合理的做法是积极主动地进行监控，并且每隔几个月仔细进行病史检查、体检和适当的影像检查。后来，他在自己的行业中成为了一位有名望的专业人士。我们从中学到的经验教训是什么？

我还无法给出完整的答案，但我可以告诉你，患上癌症或任何危及生命的疾病之后，态度、性格和提供支持的环境都会影响生存的情况。我们都认识到，有些研究没有显示出态度和性格的影响，但我们不能忽视这些恢复出色的病人战胜困难，在预后极差的情况下仍然度过了有意义、有价值、有创造性的生活。克里斯和其他人克服困难创造奇迹，重新撰写了这些书籍，为我们所有人带来希望和鼓舞。

　　影响因素还包括尽早诊断、谨慎做出治疗决定、病人对于生活方式愿意做出重要改变、能够提供支持的家庭、高质量的医患关系——所有这些都是适应不断变化的医疗系统、度过健康的生活、面对任何诊断结果都能活下来的关键所在，这也是我撰写这本书的主旨。

　　谢谢你阅读这本书。现在我迫切希望你对于生活方式能做出有意义的改变，谨慎关注自己的健康……这样你就不会成为我的病人。

参考文献和资料

　　作者在全书中引用了各项科学研究和报告，可提供引用文献的原文，请邮件联系 Sandra@SandraWendel.com。

致　谢

　　长寿的秘诀在于拥有集体关系。为了走得更远，我们需要人类、需要集体、需要支持。在生活中是这样，在创作一本书时也是这样。让我在这里感谢我的集体成员。

　　首先，我要感谢并把这本书献给我在40年职业生涯中有幸认识的成千上万名病人及其家属。他们每个人都是一位英雄，每个人在面对令人茫然失措的概率和难以置信的挑战时都会努力前行，即使专业的演员在这种情况下也会感到畏缩。病人和家属怎样团结起来面对这种名为癌症的无情疾病，往往令我惊叹不已。

　　我要特别感谢撰写前言的克里斯·彼得森，你是个超人。

　　感谢我在妙佑国际医院和明尼苏达州罗切斯特的团队，尤其要感谢妙佑国际医院图书馆杰出的图书管理员健康信息专业硕士辛西娅·阿瓦隆（Cynthia Avallone），帮我在医学文献中寻找支持数据并让我保持克制。

　　医生的职业生涯要归功于很多指导他们的人。感谢我的教授、导师、同事们，很荣幸得到你们的支持和鼓励。

　　感谢我的妻子，也是我最好的朋友佩吉·门泽尔，陪我一直走过这段旅程上的每一步。没有她的支持、鼓励和批判性的眼光，这一切都不可能实现。感谢我的三个成年儿子艾德、马特和亚当，以及他们的伴侣和孩子，一直以来为我带来支持。

　　感谢史蒂夫和麦肯纳，这两只金毛犬每天两次用鼻子推着我离开电脑，让我带它们去散步。

　　现在让我来谈谈这个人，她是催化剂，是火焰，是驱动这个项目的引擎：桑德拉·温德尔。我这位坚韧不拔、充满耐心的合作者，她是一位精湛的语言艺术家，能够将我们几年前在一次随意的电话交谈中的想法，奇迹般地转化为一部杰作。

　　感谢你们，亲爱的读者，感谢你们成为负责任的病人或医疗服务提供者。你们是我存在的理由。

How Not to Be My Patient: A Physician's Secrets for Staying Healthy and Surviving Any Diagnosis

Copyright © 2022 by Edward T. Creagan and Sandra Wendel

All Rights Reserved. Simplified Chinese edition copyright © 2024 Huaxia Publishing House Co., Ltd.

北京市版权局著作权合同登记号：图字 01–2022–0980 号

图书在版编目（CIP）数据

如何避免成为病人 / (美) 爱德华·T. 克里根 (Edward T. Creagan), (美) 桑德拉·温德尔 (Sandra Wendel) 著；于娟娟译 . –– 北京：华夏出版社有限公司, 2024. 12

书名原文：How Not to Be My Patient: A Physician's Secrets for Staying Healthy and Surviving Any Diagnosis

ISBN 978–7–5222–0633–2

Ⅰ . ①如… Ⅱ . ①爱… ②桑… ③于… Ⅲ . ①肿瘤预防—普及读物 Ⅳ . ① R730.1–49

中国国家版本馆 CIP 数据核字 (2024) 第 019007 号

如何避免成为病人

著　　者	[美] 爱德华·T. 克里根　[美] 桑德拉·温德尔
译　　者	于娟娟
策划编辑	陈志姣　卢莎莎
责任编辑	卢莎莎
责任印制	刘　洋

出版发行	华夏出版社有限公司	
经　　销	新华书店	
印　　装	三河市万龙印装有限公司	
装　　订	三河市万龙印装有限公司	
版　　次	2024 年 12 月北京第 1 版	2024 年 12 月北京第 1 次印刷
开　　本	710×1000　1/16 开	
印　　张	16.75	
字　　数	240 千字	
定　　价	62.80 元	

华夏出版社有限公司　地址：北京市东直门外香河园北里 4 号　邮编：100028
网址：www.hxph.com.cn　电话：（010）64663331（转）
若发现本版图书有印装质量问题，请与我社营销中心联系调换。